Comprender el trastorno bipolar

Comprender
el trastorno bipolar

Dr. Manuel Martín Carrasco

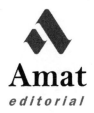

Amat
editorial

Autores: Dr. Manuel Martín Carrasco
Director de la colección: Emili Atmetlla

© Editorial Amat, 2014 (www.amateditorial.com)
    Profit Editorial I., S.L., Barcelona, 2014

ISBN: 978-84-9735-726-5
Depósito legal: B-24.692-2013

Diseño cubierta: XicArt
Maquetación: www.eximpre.com
Impreso por: Liberdúplex

Impreso en España - *Printed in Spain*

Índice

Prólogo

El trastorno bipolar, conocido anteriormente como «psicosis maniacodepresiva», forma parte de las enfermedades mentales clásicas. Como tal, es conocido desde hace muchos siglos y pueden encontrarse descripciones literarias o clínicas del mismo en textos de hace muchos cientos de años.

Sin embargo, el trastorno bipolar continúa siendo uno de los grandes retos de la psiquiatría en la actualidad, y prueba de ello es la cantidad ingente de publicaciones científicas y artículos de investigación que anualmente se dedican a explorar sus diversos aspectos, desde la frecuencia de la enfermedad, a las causas, el diagnóstico y el tratamiento.

Fruto de todo este esfuerzo investigador, podemos decir hoy que el trastorno bipolar es un problema de salud serio, pero no necesariamente grave, ni mucho menos incapacitante, al menos en muchos casos. Existe un gran número de personas diagnosticadas de trastorno bipolar que llevan una vida completamente satisfactoria. Estas personas tienen al menos una característica en común: son conscientes de la enfermedad, es decir, que conocen los riesgos que comporta, saben cómo cuidarse y lo ponen en práctica, han compartido esta información con sus familiares más cercanos o personas de mayor confianza, y mantienen una relación terapéutica con profesionales de salud.

El presente libro tiene como objetivo ayudar a las personas con trastorno bipolar y a sus familiares, a profundizar en el conocimiento del trastorno y, por lo tanto, a mejorar el cuidado que se prestan. Por ello, se hace énfasis en los aspectos más prácticos y cotidianos del manejo de la enfermedad y se emplea un lenguaje sencillo, libre en lo posible de tecnicismos o de expresiones del argot sanitario o psiquiátrico. No obstante, también puede ser de utilidad para profesionales de la salud, desde el punto de vista de la información que debe proporcionase a las personas con trastorno bipolar y/o a sus familiares. Señalemos que todos los datos que contiene el texto han sido escrupulosamente revisados en aras de su exactitud y rigurosidad científica.

El autor del libro es el doctor Manuel Martín Carrasco, médico psiquiatra con más de 25 años de experiencia profesional en psiquiatría. A lo largo de su trayectoria profesional ha tenido la oportunidad de atender a un gran número de personas afectadas en distintos niveles asistenciales, como consulta ambulatoria, hospital de día, unidades de hospitalización y centros de rehabilitación, por lo que está capacitado para dar una visión completa de la patología que conocemos como trastorno bipolar.

1. Introducción

El trastorno bipolar (TB) no es una enfermedad nueva. Distintos textos clásicos hacen referencia a la misma. Entre ellos, quizás el más famoso sea el de Areteo de Capadocia, un médico griego que ejerció la medicina en la Roma imperial, en el siglo I de nuestra era.

En su obra *Sobre las causas y los síntomas de las enfermedades agudas y crónicas*[1] hace referencia a que la depresión y la manía formaban parte de la misma enfermedad. Así, en su texto describió a sujetos que a veces se mostraban muy tristes y apenados, sin una causa obvia, mientras que otras veces la misma persona se mostraba extraordinariamente habladora, llena de confianza en sí misma y pletórica de energía, de manera que podía «bailar durante toda la noche».

---

1. *Arétée de Cappadoce, Des causes et des signes des maladies aiguës et chroniques,* R.T.H. Laennec, Mirko D. Grmek y Danielle Gourevitch, Ginebra, 2000.

Su comentario acerca de que, en su opinión, la melancolía era el comienzo y una parte de la manía, pasa por ser la primera vez en que se identifica la naturaleza cíclica del trastorno bipolar. Fue pionero en la descripción de otras muchas enfermedades, como la celiaquía, y también se le recuerda por haber dado el nombre de diabetes a esta enfermedad.

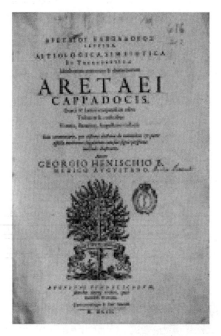

Figura 1.1. *La primera descripción del trastorno bipolar.*

Su brillante observación clínica sobre los trastornos del humor pasó posiblemente desapercibida en su época, y no es hasta el siglo XIX, en los inicios de la psiquiatría moderna, cuando es nuevamente constatada.

Introducción

La consideración de la locura como enfermedad trajo consigo un gran número de efectos favorables para las personas afectadas. Una de ellas fue que permitió la observación médica de los enfermos durante el periodo de tiempo necesario para que se pusiera de manifiesto la evolución a largo plazo de las distintas enfermedades. En este contexto, los médicos franceses Jean Pierre Falret (1794-1870) y Jules Baillarger (1809-1890) señalaron de forma independiente que quizás una misma enfermedad podía manifestarse unas veces como depresión y otras como euforia excesiva (manía). La denominación «locura circular» que Falret dio al trastorno es suficientemente expresiva.

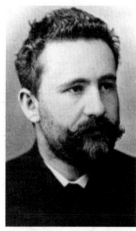

Figura 1.2. *Emil Kraepelin (1856-1926), distinguió la «psicosis maniacodepresiva» de otras enfermedades, como la esquizofrenia.*

Estas observaciones, junto con las de otros autores, permitieron al psiquiatra alemán Emil Kraepelin (1856-1926) hacer la distinción definitiva entre lo que denominó «psicosis maniacodepresiva» y el resto de los trastornos psicóticos, como la esquizofrenia. Para Kraepelin, el rasgo fundamental de la enfermedad no era la alternancia de los estados de ánimo, tal y como se concibe hoy día, sino su curso clínico característico, en episodios, y la recuperación clínica, con desaparición de los síntomas, entre las fases de enfermedad. Hay que destacar que todos los psiquiatras mencionados hasta ahora trabajaban exclusivamente con pacientes ingresados en hospitales psiquiátricos, por lo que su visión del trastorno correspondía exclusivamente a la de los casos más graves.

No es hasta mediados del pasado siglo, con los trabajos de autores como Karl Leonhard, Jules Angst o Carlo Perris, cuando emerge la noción de bipolaridad, o acentuación patológica de los polos afectivos, como rasgo fundamental de la enfermedad. A su vez, el desplazamiento de la actividad de la psiquiatría desde los hospitales psiquiátricos hasta la atención ambulatoria o comunitaria ha permitido el estudio de casos moderados y leves, que ahora sabemos que son los más numerosos.

En las últimas décadas hemos asistido a cambios muy importantes en la forma de entender el trastorno bipolar (véase la tabla 1.1), con sus luces y sombras. Ya no se la considera una enfermedad rara, pero todavía comporta una estigmatización para la persona que recibe el diagnóstico. Cada vez sabemos más sobre las bases neurobiológicas de la enfermedad, pero, en esencia, aún desconocemos su origen. Se ha producido un gran avance en su tratamiento, y se han incorporado al mismo tanto nuevos medicamentos como psicoterapias. Sin embargo, todavía no tiene cura, por lo que ponemos en práctica un tratamiento fundamentalmente sintomático y profiláctico para prevenir nuevos episodios.

Introducción

- Antigüedad: Descripciones literarias. Primera observación médica por Areteo de Capadocia (siglo I).
- Siglo xix: Primeras descripciones psiquiátricas en hospitales psiquiátricos. Elaboración del concepto de «psicosis maniacodepresiva», por Emil Kraepelin.
- Siglo xx: Introducción de tratamientos eficaces (por ejemplo, sales de litio). Elaboración del concepto de «bipolaridad», por Leonhard, Angst y Perris.
- Siglo xxi: Conocimiento de bases neurobiológicas. Tratamientos más seguros y holísticos. Comprensión integral de la persona afectada.

Tabla 1.1. *Fases en el conocimiento del trastorno bipolar*

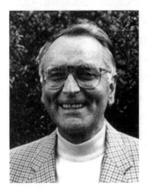

Figura 1.3. *Jules Angst (1926-), ha contribuido notablemente al conocimiento del trastorno bipolar.*

Quizás el avance más significativo ocurrido en los últimos tiempos ha sido la incorporación de la persona afectada a la toma de decisiones y al manejo de su enfermedad. El trastorno bipolar, como muchas otras enfermedades psiquiátricas y no psiquiátricas, ha pasado a verse desde una perspectiva centrada en la persona, considerando sobre todo cómo su vida, sus relaciones sociales y personales, su capacidad de trabajar o su nivel socioeconómico, se ven afectados por la enfermedad. Hay que tener en cuenta que el trastorno bipolar se manifiesta con frecuencia por primera vez en la juventud o en la madurez temprana, cuando la persona está sentando las bases de su desarrollo personal a nivel laboral, social y afectivo. Por lo tanto, el potencial lesivo de la enfermedad es muy alto.

El enfoque psicoeducativo, del que este libro es un exponente, ha convertido al paciente en un experto en su enfermedad, ya que la autoobservación y el autocuidado son fundamentales para el curso y el pronóstico de la misma. Aunque el estigma sigue siendo un problema, como en toda la patología psiquiátrica, la mejor comprensión de la enfermedad se ha traducido en una mejor aceptación de la misma tanto a nivel personal como de la sociedad, al menos en los países desarrollados. Incluso hemos asistido a cierta vulgarización del concepto de trastorno bipolar, que puede haber favorecido que se diagnostique de trastorno bipolar a personas que tienen una tendencia a la inestabilidad emocional por otras razones, pero que no padecen el trastorno. Incluso puede decirse que «lo bipolar» goza de una cierta moda, y son numerosos los ejemplos de un uso frívolo del término.

No obstante, y pese a estas consecuencias negativas de la divulgación, no cabe duda de que la concepción del trastorno y su manejo han cambiado favorablemente para las personas que lo sufren: los pacientes y sus familiares.

Puntos clave

- El trastorno bipolar no es una patología de la moderna civilización; se le conoce desde la antigüedad, aunque ha recibido diversas denominaciones, por ejemplo, la de «psicosis maniacodepresiva».
- Pese a los avances recientes en la comprensión de los factores neurobiológicos y sociales de la enfermedad, se desconoce su origen y no tiene cura.
- La concepción actual de la enfermedad hace énfasis en su repercusión funcional y social, y su manejo ya no se concibe sin la participación de la persona afectada.

2. Definición y diagnóstico

El trastorno bipolar es una entidad clínica caracterizada primariamente por la aparición recurrente de fases o episodios de manía, acompañados o no de fases o episodios depresivos. Por lo tanto, la característica fundamental del trastorno es la presencia de manía, y si no se constata su presencia no puede realizarse el diagnóstico de trastorno bipolar.

Es fundamental que entendamos bien en qué consiste la manía, desde un punto de vista médico psiquiátrico. Como sabemos, la palabra «manía» tiene también un significado en el lenguaje coloquial. El Diccionario de la Lengua de la Real Academia Española establece la acepción de «*extravagancia, preocupación caprichosa por un tema o cosa determinada*», o de «*ojeriza*» y en ese sentido decimos que una persona es «*maniática*», que tiene «*muchas manías*» o que «*me tiene manía*».

También en psiquiatría el término «manía» ha tenido varios significados. En el siglo xix tenía un sentido mucho más general que hoy en día; prácticamente era sinónimo de locura. Sin embargo, en la actualidad se entiende por manía un episodio caracterizado por un cambio en el estado mental con exacerbación de las emociones, en el que el sujeto está eufórico, expansivo o irritable (véase la tabla 2.1). Además de la alteración en el estado de ánimo, la persona describe una necesidad disminuida de dormir, un marcado incremento de la energía y una actitud osada o predisposición a realizar actividades peligrosas sin considerar el riesgo. Con frecuencia se distrae fácilmente y tiene una atención volátil.

Por otra parte, la persona que se encuentra en un estado de manía describe por lo general que los pensamientos se agolpan en su mente, lo que se traduce en un lenguaje rápido y en una escasa tolerancia a las interrupciones, debidos a una necesidad de expresar todo lo que piensan y al temor a perder el hilo de su cadena de pensamientos, lo que, sin embargo, ocurre con frecuencia. Los cambios de tema y el lenguaje acelerado hacen que a veces sea difícil entender a las personas con manía.

La capacidad de juicio está con frecuencia alterada en el episodio maniaco, por lo que la persona afectada puede llevar a cabo comportamientos potencialmente peligrosos o socialmente inadecuados, como gastar dinero en exceso, cometer indiscreciones sexuales, conducir de forma temeraria, etcétera. Entre estos comportamientos peligrosos se encuentra frecuentemente el consumo de tóxicos o alcohol, lo que a veces provoca un descontrol completo de la conducta y la aparición de comportamientos provocadores o agresivos.

1. Un periodo diferenciado de un estado de ánimo anormal y persistentemente elevado, expansivo o irritable, que dura al menos una semana (o cualquier duración si es necesaria la hospitalización).

2. Durante el período de alteración del estado de ánimo han persistido 3 o más de los siguientes síntomas (4 si el estado de ánimo sólo es irritable), y han estado presentes de forma significativa:

- Autoestima exagerada o grandiosidad.

- Disminución de la necesidad de dormir (por ejemplo, se siente descansado después de tres horas de sueño).

- Se muestra más hablador de lo habitual o insiste en seguir hablando (presión del habla).

- Fuga de ideas o experiencia subjetiva de que el pensamiento está acelerado.

- Distraibilidad. La atención se desvía con facilidad hacia estímulos externos banales o irrelevantes).

- Aumento de la actividad intencionada (en el ámbito social, laboral o sexual) o agitación psicomotora.

- Implicación excesiva en actividades placenteras que tienen un alto potencial para producir consecuencias graves (por ejemplo, compras irrefrenables, indiscreciones sexuales o inversiones económicas sin sentido).

3. La alteración del estado de ánimo es suficientemente grave como para provocar deterioro laboral o de las actividades sociales habituales o de las relaciones con los demás, o para necesitar hospitalización con el fin de prevenir los daños a uno mismo o a los demás, o hay síntomas psicóticos.

4. Los síntomas no son debidos a los efectos fisiológicos directos de una sustancia (por ejemplo, una droga, un medicamento u otro tratamiento) ni a una enfermedad médica (por ejemplo, hipertiroidismo).

Tabla 2.1. *Criterios de diagnóstico DSM-IV2 de manía.*[2]

---

2. *DSM-IV: Manual Estadístico Diagnóstico de la Asociación Americana de Psiquiatría.* 4ª edición.

Los pacientes afectados de manía pueden manifestar una confianza exagerada en sí mismos y en sus capacidades, lo que llevado al extremo les puede llevar a creerse seres especiales o con una misión especial y a generar ideas delirantes de grandiosidad. De hecho, cuando el episodio maniaco es muy grave, puede llegar a revestir características psicóticas[3]. Los episodios maniacos, dejados a su evolución natural, remiten espontáneamente, con una duración que oscila entre uno y cuatro meses, aunque existen descripciones clínicas de fases maniacas más prolongadas.

Evidentemente, este estado es incompatible con el funcionamiento normal de la persona afectada, y en ocasiones está indicado el ingreso hospitalario para prevenir las posibles consecuencias negativas, para sí mismo o para los demás. Además, la persona con manía tiene con mucha frecuencia ausencia de conciencia de enfermedad, por lo que el ingreso es la única manera de asegurar el cumplimiento del tratamiento.

---

3. Se entiende por psicosis un cuadro clínico que se caracteriza por la pérdida del contacto con la realidad, que se manifiesta a través de delirios, alucinaciones o desorganización grave del pensamiento. Hay varias enfermedades mentales que pueden dar lugar a episodios psicóticos, como la esquizofrenia, el trastorno bipolar, la enfermedad de Alzheimer o el consumo de tóxicos. En el curso de la manía, hasta el 50% de los pacientes puede llegar a presentar algún síntoma psicótico.

El término hipomanía[4] se emplea para describir formas menos graves de manía, donde solamente están presentes algunos de los síntomas de la misma. Por ejemplo, no llegan a aparecer síntomas psicóticos, y las consecuencias para el funcionamiento habitual son menores, de manera que sólo las personas allegadas llegan a notar que se trata de un estado anormal. Por supuesto, la persona afectada cree firmemente que está atravesando una etapa especialmente feliz y llena de sentido en su vida, y tilda de aguafiestas a los que intentan hacerle ver que se está extralimitando.

Con frecuencia, la hipomanía pasa desapercibida, incluso para los profesionales de la salud. No obstante, su diagnóstico reviste importancia. La hipomanía debe ser tratada, bien para evitar su transformación en manía, o para evitar la fase depresiva que puede seguirla. Por otra parte, la presencia de hipomanía en una persona que padece depresiones supone que puede realizarse un diagnóstico de trastorno bipolar tipo II, cuyas características describiremos más adelante.

Finalmente, aunque para el diagnóstico de trastorno bipolar sólo es necesaria la presencia de manía, en la gran mayoría de los casos se acompaña de episodios depresivos, conocidos como depresión bipolar. Aproximadamente, el 10% de los trastornos bipolares cursan sólo

---

4. El prefijo «hipo» entra en la formación de palabras con el significado de 'menor, inferior', 'por debajo de', como hipocentro, hipotensión, hipocalórico, etcétera.

con episodios maniacos –uno o más de uno– y el resto manifiesta la oscilación clásica de cuadros maniacos y depresivos. De hecho, en una consideración global, las fases depresivas son mucho más frecuentes que las maniacas. Los episodios depresivos que aparecen en el TB son muy similares a los que aparecen en las personas que solo tienen cuadros depresivos, la llamada depresión unipolar, aunque existen algunas diferencias, que comentaremos más adelante. Cuando una persona afectada tiene más de dos tercios de los episodios del mismo tipo de fase, se habla de «polaridad predominante», bien de tipo maniaco o depresivo, según se trate.

La depresión puede considerarse como el cuadro clínico opuesto a la manía (véase la tabla 2.2). Se caracteriza por la presencia de un cambio en el estado de ánimo, con predominio de ánimo triste, desesperanza y tendencia a la culpa, que con frecuencia se acompañan de angustia y rabia. Generalmente, estas alteraciones coinciden con disminución del nivel de energía –fatigabilidad, cansancio– y pérdida de motivación y de interés en actividades que la persona afectada encontraba habitualmente placenteras, un síntoma conocido como *anhedonia*.

Otras manifestaciones típicas consisten en cambios en el apetito y en el sueño—generalmente, pero no siempre, disminución de ambos—pérdida de interés en las relaciones íntimas, y dificultades de concentración y de memoria. En los casos más graves, la persona con depresión puede presentar ideas de suicidio, o experimentar síntomas psicóticos; por ejemplo, ideas delirantes de culpa o ruina.

SÍNTOMA	DEPRESIÓN	MANÍA
APARIENCIA	Descuidada, tanto en el vestido como en la higiene.	Abigarrada, extravagante, estilista, inadecuada.
HUMOR	Tristeza, sin interés por la vida.	Euforia, entusiasmo, optimismo, irritabilidad.
LENGUAJE	Lento, monótono, escaso, volumen bajo.	Rápido, vivaz, abundante, disperso, volumen alto.
ACTIVIDAD	Disminuida, sin motivación, falta de interés.	Aumentada (inquietud), impulsiva, atrevida.
SUEÑO	Insomnio o hipersomnia, con cansancio diurno.	Insomnio sin cansancio diurno.
COGNICIÓN	Atención y memoria disminuidas.	Distraibilidad, planificación y juicio pobres.
AUTO-PERCEPCIÓN	Culpa, pesimismo, devaluación, desesperanza.	Grandiosa, sobrevalorada.

Tabla 2.2. *Los dos polos del trastorno bipolar: depresión y manía.*

El diagnóstico de episodio depresivo mayor requiere, según el DSM-IV-TR (véase la tabla 2.3), la presencia de cinco o más de una serie de nueve síntomas clave durante más de dos semanas, de manera que el cuadro clínico puede revestir una gran diversidad de formas clínicas. Al menos uno de los síntomas tiene que ser o bien ánimo triste o anhedonia. Como ya se ha comentado, los cuadros clínicos de depresión bipolar y unipolar

Definición
y diagnóstico

Cinco o más de los siguientes síntomas estarán presentes durante la mayor parte del día, durante un periodo de por lo menos dos semanas consecutivas, y representan un cambio sobre el estado previo.

Al menos uno de los dos primeros síntomas tiene que estar presente:

1. Estado de ánimo depresivo la mayor parte del día, casi todos los días, indicado por el relato subjetivo o por observación de otros.

2. Marcada disminución del interés o del placer en todas o casi todas las actividades, durante la mayor parte del día, casi todos los días.

3. Pérdida significativa de peso sin estar a dieta o aumento significativo, o disminución o aumento del apetito casi todos los días.

4. Insomnio o hipersomnia casi todos los días.

5. Agitación o retraso psicomotor casi todos los días.

6. Fatiga o pérdida de energía casi todos los días.

7. Sentimientos de desvalorización o de culpa excesiva o inapropiada (que pueden ser delirantes) casi todos los días (no simplemente reproches a uno mismo o sentimiento de culpa por estar enfermo).

8. Menor capacidad de pensar o concentrarse, o indecisión casi todos los días, indicada por el relato subjetivo o por observación de otros.

9. Pensamientos recurrentes de muerte (no solo temor a morir), ideación suicida recurrente sin plan específico o un intento de suicidio o un plan de suicidio específico.

Los síntomas deben generar preocupación o discapacidad clínicamente significativa en las áreas social, profesional u otras esferas del funcionamiento.

Tabla 2.3. *Criterios de diagnóstico de episodio depresivo mayor.*

son iguales, pero en la depresión bipolar se aprecia con mayor frecuencia enlentecimiento en los procesos de pensamiento y en los movimientos, propensión a manifestar síntomas psicóticos –especialmente en pacientes jóvenes– y una tendencia a presentar rasgos atípicos, como aumento del periodo de sueño (*hipersomnia*), en lugar de insomnio. El riesgo de suicidio también es mayor en los casos de depresión bipolar.

También es importante tener en cuenta que, en ocasiones, la manifestación clínica del trastorno bipolar es un episodio mixto en el que se combinan síntomas de los dos polos, depresivo y maniaco. Las posibilidades de combinación son múltiples, pero quizás la forma más común sea un episodio depresivo pero con síntomas de hiperactividad, insomnio, irritabilidad y, frecuentemente, ideas delirantes de tipo paranoide.

Otras veces, nos encontramos con un fenómeno conocido como *ciclación rápida*, que incluye, de acuerdo con el DSM-IV, a pacientes con cuatro o más episodios de manía, hipomanía, episodio mixto o depresión en los 12 meses precedentes. Las personas afectadas pueden tener temporadas de *eutimia* –es decir, de estado de ánimo normal– entre las distintas fases, o bien pasar de forma continuada de una polaridad a otra. Aproximadamente el 16% de las personas con trastorno bipolar manifiestan en alguna ocasión a lo largo de su enfermedad este fenómeno de la ciclación rápida, pero sólo unos pocos casos lo presentan de forma permanente.

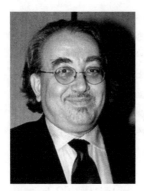

Figura 2.1. *Hagop Akiskal (1944-), uno de los creadores del concepto de «espectro bipolar».*

Finalmente, es importante considerar el concepto de ciclotimia. Esta entidad diagnóstica supone la presencia de bipolaridad, pero en un grado menor del que aparece en el trastorno bipolar. Según el DSM-IV, se aplica a personas que han experimentado uno o más episodios de hipomanía junto con periodos en los que aparecen síntomas depresivos, pero sin la intensidad necesaria como para ser diagnosticado de episodio depresivo.

Según las consideraciones hechas hasta ahora, nos encontramos por lo tanto con tres entidades diagnósticas comúnmente aceptadas:

- Trastorno bipolar tipo I, caracterizado por la presencia de al menos un episodio de manía, con una duración mínima de una semana, acompañado o no de episodios depresivos.
- Trastorno bipolar tipo II, en el que aparecen uno o más episodios de hipomanía, acompañados de al menos un episodio de depresión mayor.
- Ciclotimia, si se constatan uno o más episodios de hipomanía, junto con periodos con síntomas depresivos, pero que no cumplen las características para ser diagnosticados de depresión mayor.

No es infrecuente que una persona diagnosticada de trastorno bipolar tipo II, o de ciclotimia, termine desarrollando un trastorno bipolar tipo I. Por otra parte, es muy frecuente que las personas con TB tengan síntomas de la enfermedad, pero no con la gravedad, número o duración suficientes como para cumplir criterios de diagnóstico de las entidades mencionadas. A esta situación se le denomina «estado subsindrómico». Por ejemplo, algunos estudios describen que más del 30% de las personas que se han recuperado de un episodio agudo, ya sea maniaco o depresivo, presentan síntomas subsindrómicos en el año siguiente. No hay que desdeñar la importancia de estos estados de baja intensidad, ya que se han relacionado con un mayor riesgo de recurrencia y con una disminución de la funcionalidad. El objetivo del tratamiento debe ser siempre la recuperación completa.

Debido a la variedad de formas clínicas con que se puede manifestar la bipolaridad, a partir de los años setenta del pasado siglo algunos autores relevantes, como Hagop Akiskal, comenzaron a emplear el concepto de «espectro bipolar» para referirse al conjunto de estas manifestaciones y cuadros clínicos. Se trata de un concepto muy interesante, empleado con frecuencia en la investigación, pero que aún no goza de reconocimiento en los sistemas oficiales de clasificación y diagnóstico de enfermedades mentales.

Hoy día, también se da una importancia creciente al momento evolutivo de la enfermedad en que se encuentra cada paciente, lo que se conoce como el estadiaje del trastorno bipolar. Evidentemente, no es lo mismo una persona que ha sufrido su primer episodio que otra que ha experimentado un número importante de ellos. Las consecuencias a nivel de historia personal o sociolaboral, y también en cuanto al propio funcionamiento cerebral reflejado en la neuroimagen, pueden irse acumulando con los sucesivos episodios. De ahí la importancia de las estrategias preventivas, como se comentará más adelante.

El diagnóstico de trastorno bipolar debe realizarlo un profesional de salud experto, por ejemplo, un psiquiatra. Para llevarlo a cabo, es preciso realizar una historia clínica minuciosa, una exploración psicopatológica completa, una exploración somática y una serie de exámenes complementarios –bioquímicos, hematológicos, determinación de tóxicos, escáner cerebral si existe sospecha de afectación cerebral, etcétera– que permitan excluir las diferentes causas orgánicas que pueden dar lugar a síntomas similares a los que presentan las personas aquejadas de trastorno bipolar (véase la tabla 2.4).

Asimismo, dada la variedad de situaciones clínicas que se presentan en el curso del trastorno bipolar, es fácil confundirlo con otros trastornos psiquiátricos. Existe un gran número de personas con trastorno bipolar que están erróneamente diagnosticadas de depresión unipolar. Ello se debe a que las fases depresivas son mucho más frecuentes que las maniacas o hipomaniacas, y generalmente son las que el paciente identifica como enfermedad, y en las que busca ayuda médica para superarlas .

1. **Trastornos neurológicos:**
   - Accidentes cerebrovasculares, tumores, traumas, epilepsia, esclerosis múltiple, etcétera.
2. **Enfermedades infecciosas:**
   - SIDA, meningitis, neurosífilis, etcétera.
3. **Enfermedades endocrinológicas:**
   - Especialmente, alteraciones tiroideas o suprarrenales.
4. **Uso de tóxicos:**
   - Estimulantes (cocaína, anfetamina, efedrina, fenciclidina, etcétera), alcohol y otras sustancias.
5. **Causas iatrogénicas:**
   - Administración de medicaciones: antibióticos, antidepresivos, esteroides, L-dopa, etcétera.

Tabla 2.4. *Causas orgánicas de la manía.*

Como la sintomatología de la depresión bipolar y la unipolar son similares, es muy frecuente recibir un diagnóstico de esta última. Por supuesto, el profesional debería explorar siempre la presencia de síntomas de manía, especialmente de episodios de menor necesidad de sueño, aceleración del pensamiento o aumento de energía, ya que si ha existido una fase de euforia franca, es más fácil que haya sido detectada. La tabla 2.5 recoge algunas de las características clínicas que sugieren la existencia de depresión bipolar en caso de presencia de un cuadro depresivo.

Otro diagnóstico que también puede atribuirse equivocadamente a pacientes bipolares es el de esquizofrenia. Sobre todo ocurre en personas jóvenes con un primer episodio de manía en el que aparecen síntomas psicóticos como delirios, alucinaciones, agitación o desorganización del pensamiento. Dada la diferencia que existe en el pronóstico de ambas enfermedades, es importante reservar el diagnóstico de esquizofrenia hasta que esté bien establecido. La posibilidad de que se trate de una esquizofrenia es mayor en los casos en los que no existe una alteración marcada del estado de ánimo, hay antecedentes familiares de esquizofrenia, la sintomatología psicótica tiene una temática particularmente extraña y/o existían dificultades previas de ajuste social y personal. En cualquier caso, la observación de la evolución termina por aclarar las posibles dudas.

1. **Cuadro clínico:** irritabilidad, síntomas psicóticos, inquietud motora, aumento del sueño o del apetito.

2. **Características evolutivas:** inicio temprano (antes de los 30 años), episodios breves con buena recuperación funcional, historia familiar de trastorno bipolar, respuesta poco clara a los antidepresivos, presencia de viraje maniaco o hipomaniaco inducido por antidepresivos.

Tabla 2.5. *Características que sugieren la existencia de depresión bipolar en caso de presencia de un cuadro depresivo.*

Otra entidad clínica que suele dar lugar a un diagnóstico erróneo son los trastornos de personalidad, especialmente los de tipo límite (TLP) o *borderline*. Los trastornos de personalidad se consideran configuraciones anómalas estables o permanentes del carácter de las personas, y en algunas de sus formas, como el TLP, es típico que aparezca inestabilidad del ánimo como una característica habitual y cotidiana de la persona. En el TLP, síntomas como ira descontrolada, agresividad, amenazas o gestos autolíticos y conductas de riesgo suelen estar desencadenados por conflictos interpersonales y problemas de relación, y suelen ser breves y reversibles. Por el contrario, en el trastorno bipolar, estas manifestaciones son características de las fases de manía o hipomanía, no están ligadas a la forma de relacionarse y, finalmente, el paciente no debe sufrir necesariamente cambios de humor fuera de las fases de enfermedad.

También es muy frecuente que los pacientes con trastorno bipolar manifiesten trastornos de ansiedad. De hecho, existen estudios que establecen que entre el 60-90% de los pacientes bipolares pueden manifestar un trastorno de ansiedad en el curso de la enfermedad. Existen varios tipos de trastornos ansiosos, pero los más frecuentes en caso de trastorno bipolar son los trastornos por crisis de angustia, trastornos de ansiedad generalizada y trastorno obsesivo-compulsivo. Con frecuencia, el trastorno de ansiedad constituye el trastorno más precoz que tiene el paciente, y permanece incluso en las fases intermedias entre episodios maniacos o depresivos. No es raro que el paciente se inicie en el consumo de tóxicos como una manera de controlar la ansiedad.

Por último, el consumo de alcohol u otros tóxicos también complica con mucha frecuencia el diagnóstico y el pronóstico del trastorno bipolar. Muchas de las personas afectadas consumen este tipo de sustancias, sobre todo alcohol, pero también, y con frecuencia creciente, otras drogas como cocaína, anfetaminas, cannabis, etcétera. El consumo de tóxicos puede producir por sí mismo alteraciones afectivas, pero en el caso del trastorno bipolar, puede actuar además como un factor precipitante tanto de fases depresivas como maniacas, o bien aumentar el riesgo de muchas de las complicaciones propias del trastorno, como la práctica de conductas de riesgo, el ingreso hospitalario o el suicidio.

Puntos clave

- El trastorno bipolar se define por la presencia de manía (tipo I) o hipomanía (tipo II), aunque la sintomatología depresiva es la más frecuente.
- Todas las personas con diagnóstico de trastorno depresivo (unipolar) deberían haber sido evaluadas para descartar la presencia de un trastorno bipolar.
- El diagnóstico de trastorno bipolar exige una historia clínica cuidadosa, una exploración psicopatológica realizada por un profesional experto en salud mental –por ejemplo, un psiquiatra– una exploración médica física y una serie de exámenes y pruebas de laboratorio que se consideren necesarias.
- Es muy frecuente la presencia simultánea de trastorno bipolar y otros trastornos psiquiátricos, como abuso de sustancias y trastornos ansiosos.
- Los errores más comunes consisten en no diagnosticar de trastorno bipolar a una persona que sí lo padece, que generalmente es diagnosticada de depresión unipolar, o bien en diagnosticar de trastorno bipolar a una persona que no lo padece, generalmente con un trastorno de personalidad.

3. Causas y epidemiología

Causas

No se conocen con exactitud las causas del trastorno bipolar, ni los mecanismos fisiopatológicos que lo desencadenan y lo perpetúan. Por supuesto, esto no quiere decir que no se sepa nada sobre estos aspectos. Por el contrario, en los últimos años se ha asistido a un avance espectacular en el conocimiento de las bases neurobiológicas de la enfermedad, y se han puesto a punto no pocos avances terapéuticos. Pero se trata de una enfermedad compleja y sus misterios se resisten, y lo seguirán haciendo por algún tiempo.

Uno de los factores causales bien establecidos del trastorno bipolar es el genético. El TB es una de las patologías psiquiátricas que más se heredan. El riesgo de padecer la enfermedad si un familiar en primer grado está afectado es diez veces superior al de la población general (6% *versus* 0,5%). El carácter hereditario también se aprecia claramente en el hecho de que si uno de dos gemelos idénticos está afectado, el otro tiene un riesgo de estarlo de aproximadamente el 80%. Por el contrario, en los gemelos no idénticos –o mellizos, en el lenguaje coloquial– la concordancia es mucho menor, del orden del 10-20%. Hay que señalar, en cualquier caso, que queda un amplio margen para dar cabida a las influencias ambientales, ya que si éstas no tuvieran importancia alguna, la concordancia sería del 100% para los gemelos idénticos (véase la tabla 3.1).

1. Factores hereditarios
- Los familiares de primer grado tienen más riesgo.
- Los estudios de adopción y en gemelos indican una vulnerabilidad genética.
- La tendencia hereditaria puede deberse a características ambientales compartidas por varios miembros de la familia.

2. Acontecimientos vitales estresantes
- Los traumas infantiles predisponen a sufrir un trastorno bipolar. Las circunstancias ambientales negativas pueden desencadenar un episodio maniaco o depresivo.
- La resistencia al estrés es variable. Los sujetos con rasgos de personalidad como rigidez, pesimismo, inseguridad o desconfianza son más vulnerables.

Tabla 3.1. *Factores causales en el trastorno bipolar.*

Sin embargo, la herencia del trastorno bipolar es compleja. Aunque los estudios genéticos han detectado numerosos genes implicados, todavía no se ha podido establecer inequívocamente la asociación de un solo gen, y todo hace pensar que el trastorno bipolar, como otras enfermedades psiquiátricas, sigue un modelo de herencia poligénica. Se denomina así a un tipo de herencia en la que la interacción de varios genes confiere el riesgo o la protección, frente a la enfermedad. Es decir, la enfermedad podría aparecer con diversas configuraciones genéticas y cada uno de los genes implicados tendría un efecto aislado relativamente pequeño.

Por otra parte, también se ha descubierto que algunos de estos genes están implicados en varias enfermedades psiquiátricas, como esquizofrenia o depresión unipolar, lo que concuerda con el hecho de que encontramos una frecuencia aumentada de estas patologías en los familiares de las personas con trastorno bipolar.

Como ya se ha comentado, los factores ambientales –es decir, las experiencias de la vida– influyen en la aparición y evolución del trastorno bipolar. En concreto, las experiencias vitales, especialmente los acontecimientos en las relaciones interpersonales, pueden contribuir a que la enfermedad se presente o no, y que evolucione de distinta manera. Por ejemplo, actualmente se sabe que un porcentaje significativo de personas con trastorno bipolar han experimentado situaciones traumáticas o de abuso en su infancia, lo que quizás determine un comienzo más temprano del trastorno o la presencia más frecuente de otros trastornos psiquiátricos, como trastornos de ansiedad o de consumo de tóxicos.

Otras circunstancias vitales, como periodos de gran estrés o de duelo por la pérdida de seres queridos, se asocian claramente a la aparición de depresión unipolar, pero su importancia en el caso del TB para precipitar una fase depresiva o maniaca no está tan clara. Lo que sí parece más claro es que conforme transcurre el tiempo, la aparición de nuevas fases se va haciendo más autónoma, sin que sea necesaria la presencia de factores estresantes. La resistencia al estrés varía mucho entre las personas. Los individuos con rasgos de personalidad como rigidez, inflexibilidad, pesimismo, desconfianza o inseguridad son más vulnerables ante situaciones adversas.

Otro aspecto del trastorno bipolar que es objeto de un gran interés para los científicos consiste en cómo puede originarse una enfermedad tan compleja y variada desde el punto de vista clínico (véase la figura 3.1). En este sentido, es muy importante distinguir los mecanismos neurobiológicos que operan en las fases maniaca y depresiva de los que actúan en la fase de afectividad normal, teniendo en cuenta que en esta última deberían hallarse las claves que permitan una comprensión global de la enfermedad.

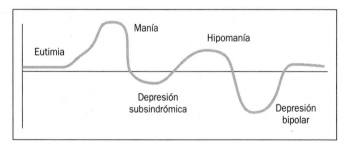

Figura 3.1. *Polaridad de síntomas.*

En cuanto a la fase depresiva, si extrapolamos los hallazgos realizados en la depresión unipolar, deberíamos encontrarnos con una implicación de circuitos neuronales en los que el neurotransmisor principal es la serotonina. Sin embargo, esto no es así en el caso de la depresión bipolar, en la que otros neurotransmisores como el GABA o el glutamato pueden jugar también un papel importante. Ello explica tal vez por qué la respuesta de la depresión bipolar a los antidepresivos convencionales es relativamente más pobre que la de la depresión unipolar.

Por el contrario, la fase maniaca se caracteriza por una disfunción de los sistemas basados en la dopamina. Este hecho explica bien por qué sustancias que actúan incrementando la disponibilidad cerebral de dopamina, como los tóxicos cocaína y anfetamina, pueden producir estados de euforia en personas sanas, o inducir fases maniacas en personas con trastorno bipolar. También explica por qué los fármacos antipsicóticos, que poseen propiedades bloqueantes de la dopamina, son eficaces como antimaniacos.

Como podemos ver, mucho de lo que conocemos sobre la fisiopatología del TB se debe a investigaciones derivadas del mecanismo de acción de los distintos tratamientos farmacológicos. El problema es que algunos de los fármacos más empleados como reguladores del ánimo, como las sales de litio o el valproato, son fármacos cuyo mecanismo de acción es complejo y todavía no bien conocido, aunque parecen actuar preferentemente en el interior de las neuronas, y no sólo en los sistemas de neurotransmisión. También existe una asociación entre el TB y alteraciones hormonales, especialmente de la hormona tiroidea y de los mecanismos de respuesta hormonal al estrés. Aunque no bien conocidas, estas alteraciones hormonales pueden esconder la clave de la asociación entre los factores ambientales y la aparición y evolución del trastorno bipolar.

Otros fenómenos que llaman la atención en el TB es el carácter estacional de las fases, de manera que son más frecuentes en primavera y en otoño, así como el hecho de que tanto las fases maniacas como depresivas alteran profundamente los ritmos biológicos, como el ritmo de sueño/vigilia, etcétera. Por ello, se supone que existe también una relación inversa, y que las alteraciones del sueño pueden desencadenar también las fases depresivas o maniacas, lo que constituiría otra posible explicación de la relación entre factores ambientales y la aparición de las fases.

Epidemiología

En cuanto a los aspectos epidemiológicos –es decir, los relacionados con la frecuencia de la enfermedad–, hay que señalar que el trastorno bipolar es una enfermedad poco frecuente, pero no rara. A lo largo de toda la vida, aproximadamente el 1% de la población presentará un TB tipo I, otro 1% un TB tipo II y hasta otro 2% un tipo de trastorno con bipolaridad afectiva (ciclotimia, formas atípicas, etcétera). En conjunto, un 5% de la población presenta alguna forma de trastorno bipolar. Por ejemplo, en una ciudad de tamaño medio de 300.000 personas, nos encontraríamos con una cifra de 15.000 personas afectadas.

En contraste con la depresión unipolar, que es claramente más frecuente en mujeres, el TB afecta por igual a ambos sexos. Esta afirmación es sobre todo cierta para el TB tipo I, aunque en el TB tipo II hay un número mayor de mujeres afectadas que de hombres. En cuanto a diferencias por sexos por lo que se refiere a la presentación de fases, los hombres tienden a tener más fases maniacas que las mujeres, en las que abundan más las fases depresivas. No existen diferencias de prevalencia entre las distintas razas y culturas, y las diferencias que a veces se anuncian entre los países pueden deberse más a diferencias en los sistemas de salud o en el estigma asociado a la enfermedad.

Por lo que respecta a la edad de aparición, el trastorno bipolar puede manifestarse en cualquier momento de la vida. Generalmente aparece en la juventud, entre los 12 y los 25 años. El debut del TB II es ligeramente más tardío. Es muy infrecuente su aparición antes de la pubertad, aunque en algunos países, como los Estados Unidos, ha aumentado notablemente el diagnóstico de TB infantil, lo que para algunos autores puede reflejar el amplio uso que se hace en aquel país de fármacos para tratar los trastornos por hiperactividad. No obstante, es frecuente que las personas que posteriormente desarrollan un TB presenten otros tipos de trastornos psiquiátri-

Causas
y epidemiología

cos en la infancia, especialmente trastornos por déficit de atención e hiperactividad, o trastornos de ansiedad.

También puede debutar el TB a edades avanzadas, pero en estos casos es más frecuente que se trate de formas secundarias a otras enfermedades somáticas o neurológicas. Por lo general, la fase de inicio es de tipo depresivo, aunque también puede iniciarse con un episodio maniaco. Conforme avanza la edad, es más infrecuente que la fase de inicio sea de tipo maniaco, y más alta la probabilidad de que, si así ocurre, se trate de una forma sintomática de otro proceso.

El trastorno bipolar es una enfermedad episódica recurrente, que se caracteriza por presentar tanto fases de enfermedad como remisiones espontáneas. Si no se tratan, los episodios de manía pueden durar como media de 6 a 12 semanas, y las fases depresivas de 12 a 24 semanas. Por lo general, se entiende que un paciente se ha recuperado de una fase cuando pasa un cierto tiempo –ocho semanas o más– sin presentar síntomas de depresión o manía. Si antes de que transcurra ese periodo vuelven a presentar síntomas, o incluso si los síntomas no habían desaparecido por completo, se emplea el término de recaída.

Puntos clave

- El trastorno bipolar es la enfermedad psiquiá-trica que tiene un mayor componente heredi-tario.
- Los factores ambientales pueden contribuir tanto a la aparición del trastorno como a su evolución.
- Las bases neurobiológicas del TB son todavía desconocidas, pese a los progresos realiza-dos en las últimas décadas.
- La tasa global de TB, en sus distintas formas, pueda afectar al 4-5% de la población.
- Generalmente aparece en la juventud, antes de los 20 años, pero puede manifestarse a lo largo de toda la vida.

4. El tratamiento

Como cabría esperar, el tratamiento de una enfermedad abigarrada como el trastorno bipolar también tiene cierto grado de complejidad. En primer lugar, hay que tener claros algunos principios fundamentales. El primero de ellos es que el trastorno bipolar no tiene en el momento actual un tratamiento que produzca la curación. Los tratamientos de que disponemos son eficaces de manera preventiva, a la hora de reducir el número de fases, o para que las fases desaparezcan antes y que la sintomatología revista menos gravedad. Hay que destacar que la repetición de las fases es en sí misma uno de los factores de mal pronóstico, ya que con los episodios sucesivos se facilita la aparición de otros nuevos, cada vez de forma más autónoma e independiente del entorno, o con desencadenantes cada vez menos relevantes.

El segundo principio es que el elemento fundamental de la terapia del TB es el tratamiento farmacológico en sus diferentes modalidades. Por tanto, otras formas de tratamiento, como la psicoterapia, la psicoeducación o las intervenciones familiares deben entenderse como tratamientos complementarios.

El tercer principio es que el tratamiento del TB tiene un carácter permanente: dura toda la vida, ya que la enfermedad no se extingue con el paso de los años. Finalmente, se trata de una enfermedad que exige en gran medida el ajuste individual del tratamiento, tanto para la elección del tipo de sustancia, como para su dosificación o para el empleo combinado de las mismas.

A grandes rasgos, el tratamiento farmacológico del TB puede dividirse en dos modalidades: el tratamiento en los periodos entre las fases sintomáticas, o de eutimia, y el tratamiento en las fases maniacas o depresivas.

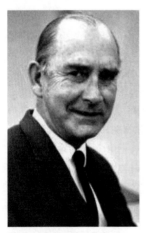

Figura 4.1. *John F. Cade (1912-1980), descubridor del efecto antimaniaco del litio.*

En los periodos de eutimia, el objetivo principal es disminuir el riesgo de recaída en cualquiera de las fases. Hay que tener en cuenta que el 80% de los pacientes que han experimentado una fase depresiva o maniaca recaen antes de cinco años si no siguen un tratamiento de estabilización. Para ello, se emplean una serie de sustancias que han demostrado capacidad de prevenir tanto las fases depresivas como las maniacas, descritas como «estabilizadores del ánimo». Se trata de un término muy genérico que engloba una serie de fármacos muy diferentes entre sí. Los más importantes son el litio, los antipsicóticos atípicos (quetiapina, olanzapina, aripiprazol) y algunos fármacos antiepilépticos (valproato, lamotrigina, carbamazepina)[5].

El litio es un elemento natural que se administra en forma de sales, generalmente carbonato de litio. El primer estudio publicado sobre su eficacia data de 1949[6] y hoy en día sigue siendo el tratamiento clásico del trastorno bipolar tipo I. El litio protege más de las fases maniacas que de las depresivas, pero es eficaz en ambos casos. Se trata de una sustancia que tiene un efecto de «ventana terapéutica», es decir, que a dosis bajas no es eficaz, y a dosis demasiado elevadas resulta tóxico. Por ello, es necesario que se efectúen periódicamente determinaciones de sus niveles en sangre—por ejemplo, cada tres meses, y siempre que se estime oportuno—para asegurar que se está tomando de forma correcta.

El tratamiento

También es necesario controlar periódicamente la función renal, tiroidea y cardiaca. En general, el intervalo terapéutico más aceptado va desde los 0,60 miliequivalentes (meq)/L hasta los 1,60 meq/L, aunque el ajuste individualizado es imprescindible, buscando la concen-

---

5. Es importante tener en cuenta que no todos los fármacos antiepilépticos han demostrado tener eficacia como estabilizadores del ánimo.
6. Su autor fue el psiquiatra australiano John F. Cade, y supuso el comienzo de la psicofarmacología moderna.

tración máxima que no produzca efectos adversos. La tolerabilidad disminuye con la edad o con el uso simultáneo de determinados fármacos.

Los fármacos antipsicóticos atípicos han sido investigados recientemente en el tratamiento del trastorno bipolar y varios de ellos han demostrado su eficacia como estabilizadores del ánimo. Olanzapina y aripiprazol parecen ser más eficaces a la hora de prevenir episodios maniacos, mientras que quetiapina—la sustancia mejor estudiada—ha mostrado eficacia a la hora de prevenir ambas fases. Otro antipsicótico de reciente introducción, asenapina, está indicado para el tratamiento de la fase maniaca.

De los fármacos antiepilépticos o anticonvulsivantes, la sustancia más empleada es el valproato. Se estima que tiene una eficacia comparable a la del litio, aunque es una sustancia menos estudiada. Parece prevenir igualmente ambas fases, maniaca y depresiva. Tiene a su favor una tolerabilidad superior a la del litio, pero tampoco está exento de efectos adversos, como ganancia de peso o sedación. Lamotrigina, otro antiepiléptico, tiene la propiedad de ser más efectiva para prevenir la depresión que la manía.

Un aspecto muy importante del uso de los estabilizadores del ánimo es que la supresión brusca del tratamiento, incluso durante periodos breves de tiempo, puede precipitar una recaída maniaca o depresiva, por lo que siempre debe hacerse bajo estricta supervisión médica. De hecho, la causa más frecuente de recaída es la falta de cumplimiento terapéutico o el cumplimiento parcial[7].

SEPTEMBER 3, 1949.   THE MEDICAL JOURNAL OF AUSTRALIA.   349

THE MEDICAL JOURNAL OF AUSTRALIA

VOL. II.—36TH YEAR.   SYDNEY, SATURDAY, SEPTEMBER 3, 1949.   No. 10.

LITHIUM SALTS IN THE TREATMENT
OF PSYCHOTIC EXCITEMENT.

By JOHN F. J. CADE, M.D.,
*Senior Medical Officer, Victorian Department
of Mental Hygiene.*

LITHIUM SALTS enjoyed their hey-day in the latter half of last century when, commencing with their introduction by Garrod, they were vaunted as curative in gout, and so doubtless in a multitude of other so-called gouty manifestations. This followed the demonstration that lithium urate was the most soluble of the urates. It was shown that if pieces of cartilage with urate deposits were immersed in solutions of sodium, potassium and lithium carbonate, the urate was dissolved first from that piece immersed in the lithium carbonate solution.

guinea-pigs, it appeared desirable to ascertain whether uric acid enhanced this toxicity. The great difficulty was the insolubility of uric acid in water, so the most soluble urate was chosen—the lithium salt. When an aqueous solution of 8% urea, saturated with lithium urate, was injected, the toxicity was far less than was expected. It looked as if the lithium ion might have been exerting a protective effect. To determine this, more observations were made, lithium carbonate being used instead of lithium urate. An 8% aqueous solution of urea kills five out of ten guinea-pigs when injected intraperitoneally in doses of 1·25 millilitres per ounce of body weight. When 0·5% lithium carbonate in an 8% urea solution was injected in the same dosage, all ten animals survived; and this argued a strong protective function for the lithium ion against the convulsant mode of death caused by toxic doses of urea.

To determine whether lithium salts *per se* had any discernible effects on guinea-pigs, animals were injected

Figura 4.2. *El litio abrió la puerta al tratamiento farmacológico del trastorno bipolar. El primer artículo científico sobre su eficacia se publicó en 1949, pero hay testimonios muy anteriores de sus propiedades en el contexto de la hidroterapia.*

---

7. No hay que alarmarse ante el olvido de una toma. Si se percibe poco tiempo después –por ejemplo, menos de una hora– puede administrarse entonces. Si ha pasado más tiempo, puede esperarse a la siguiente toma, tomando entonces la dosis que corresponde, y no añadiendo la anterior «para compensar».

Sin embargo, también hay que decir, lamentablemente, que el buen cumplimiento tampoco garantiza la estabilización de la enfermedad en todos los casos. Existen casos muy refractarios, en los que es necesario ensayar diferentes tratamientos o combinaciones hasta dar con la fórmula adecuada.

Por lo que respecta a las fases maniacas, hay que tener en cuenta que se trata de un trastorno que comporta un riesgo considerable para el paciente y los que le rodean, por lo que hay que considerarlo como una urgencia médica. El tratamiento de un episodio maniaco es farmacológico, y no existen en el momento actual alternativas no farmacológicas.

El ingreso hospitalario psiquiátrico es una medida a considerar seriamente, en aras de la seguridad del paciente y de las personas que le rodean, y está claramente indicado en las formas más graves. Por otra parte, el ingreso en sí mismo se asocia a una disminución de la gravedad de los síntomas. La hospitalización debe garantizar que el paciente se encuentra en un entorno seguro, poco estimulante, donde se asegure el sueño, la ausencia de ingesta de tóxicos, la alimentación y el tratamiento farmacológico.

En el tratamiento farmacológico de la fase maniaca tienen un lugar muy importante los fármacos antipsicóticos. Estas sustancias no se emplean como sedantes, sino por su efecto antimaniaco específico, probablemente a través de la regulación del sistema dopaminérgico. En el momento presente, se emplean sobre todo sustancias de segunda generación, los llamados «antipsicóticos atípicos», que se diferencian de los antipsicóticos clásicos por su mejor perfil de efectos secundarios, especialmente a la hora de producir menos síntomas de tipo motor (por ejemplo, parkinsonismo o distonías).

Las sustancias que están aprobadas para el tratamiento de la fase maniaca son risperidona, olanzapina, quetiapina, ziprasidona, aripiprazol y asenapina. Ésta última es la de más reciente introducción, y está especialmente indicado para el TB tipo I. Tiene la ventaja de su administración sublingual, lo que facilita el cumplimiento terapéutico.

Hay otros efectos secundarios importantes, como la ganancia de peso o las alteraciones metabólicas, que hay que tener en cuenta. No todas las sustancias los producen en igual medida. Por supuesto, un adecuado balance calórico y la práctica regular de ejercicio contribuyen a minimizar este tipo de efectos.

Hay otras sustancias que también tienen efecto antimaníaco y que, por lo tanto, se emplean para el tratamiento de las fases maniacas. Entre ellas, citaremos el litio, el valproato y la carbamacepina. Como ya se ha mencionado, se trata de sustancias que se emplean con mucha frecuencia como reguladores del ánimo en las fases eutímicas, por lo que una estrategia terapéutica habitual en la fase maniaca consiste en optimizar las dosis de estas sustancias y añadir un fármaco antipsicótico.

El tratamiento

Como ya se ha comentado, las fases depresivas ocupan la mayor parte del periodo sintomático de los pacientes con trastorno bipolar. Sin embargo, y de forma paradójica, las fases depresivas han sido mucho menos investigadas que las maniacas en los estudios clínicos, por lo que su tratamiento tiene un carácter mucho más empírico[8].

En contra de lo que podría suponerse, los fármacos antidepresivos, que tienen una eficacia demostrada en la depresión unipolar, tienen menor efectividad en la depresión bipolar. Por otra parte, su administración, especialmente como único tratamiento, aumenta el riesgo de que se produzca un viraje rápido a manía. Por ello, se aconseja que se usen siempre acompañados de un estabilizador del ánimo y que se eviten en el caso de que exista ciclación rápida. Algunos antidepresivos, como los llamados antidepresivos tricíclicos[9], pueden inducir más fácilmente el viraje a manía. Dentro de las sustancias con propiedades estabilizadoras del ánimo, lamotrigina y especialmente el antipsicótico atípico quetiapina son las que han demostrado más claramente que tienen propiedades antidepresivas en la depresión bipolar.

Hay otras sustancias que se utilizan habitualmente en el tratamiento del trastorno bipolar. Por ejemplo, es fre-

---

8. Es decir, que procede de la propia experiencia del psiquiatra.

9. Se trata de antidepresivos de primera generación, relativamente en desuso en la actualidad por su peor tolerabilidad, en comparación con sustancias de más reciente introducción.

cuente el empleo de benzodiacepinas para combatir la ansiedad, o el insomnio, tanto en la fase maniaca como en la depresiva. Son fármacos cuyo uso está muy generalizado entre la población, pero su empleo debería seguir un control médico estricto, lo que es especialmente aplicable al caso del TB.

También pueden utilizarse otras estrategias de tratamiento, como la terapia electroconvulsiva –llamada anteriormente electrochoque– en caso de estados maniacos o depresivos muy graves o refractarios a los tratamientos habituales. Esta terapia está especialmente indicada cuando existen síntomas psicóticos muy prominentes, sobre todo si hay una mala tolerancia a los fármacos antipsicóticos[10].

Los tratamientos psicoterapéuticos pueden jugar un papel muy importante en el tratamiento de muchas personas con trastorno bipolar, pero no son imprescindibles. Hay muchas personas afectadas que están estabilizadas con su medicación y realizan una vida perfectamente normal sin recibir psicoterapia. Pero también es cierto que el impacto psicológico de la enfermedad, la presencia de comorbilidad psiquiátrica u otros factores pueden hacer necesaria la aplicación de psicoterapia. De hecho, para

El tratamiento

---

10. La terapia electroconvulsiva tiene mala reputación, consagrada en diversas películas muy conocidas, como *Alguien voló sobre el nido del cuco* (Milos Forman, 1975). Sin embargo, utilizada adecuadamente y con los procedimientos actuales, es una herramienta terapéutica segura y muy eficaz.

muchos autores el tratamiento ideal implica la farmacoterapia y alguna modalidad de psicoterapia, al menos en
algún momento de la evolución.

Las psicoterapias sobre las que existe más evidencia
científica sobre su utilidad son la terapia cognitivo conductual, la terapia interpersonal y la terapia de ritmos
sociales. Hay otra modalidad de psicoterapia, llamada
psicoeducación, cuya aplicación está cada vez más difun-
dida, y que se aplica tanto al paciente como a sus familiares, mejorando significativamente el pronóstico de la
enfermedad. La trataremos con más detenimiento en
otro capítulo.

Por otra parte, cada vez están tomando más auge las
terapias de rehabilitación para las personas con trastorno bipolar que han sufrido un deterioro en su funcionamiento social, cognitivo o laboral, a causa de la enfermedad. Estas terapias se basan en un estudio personalizado
de cada caso, de manera que puede hacerse énfasis en
distintos aspectos, como la cognición, las habilidades
sociales u otras áreas afectadas.

Puntos clave

- La farmacoterapia continuada es imprescindible en el tratamiento del trastorno bipolar.
- El tratamiento puede ser diferente según se trate de una fase maniaca, depresiva o de un tratamiento de estabilización en periodos de eutimia.
- El trastorno bipolar es una de las enfermedades que requiere en mayor medida el ajuste individual del tratamiento, tanto del tipo de fármaco como de la dosificación o del uso combinado de sustancias.
- La psicoterapia, aunque no siempre imprescindible, contribuye eficazmente en la mayoría de los casos y en ocasiones está claramente indicada.
- El cumplimiento terapéutico y las medidas de seguridad, que pueden incluir distintos análisis o determinaciones en sangre, son fundamentales para una buena evolución.

El tratamiento

5. La perspectiva del paciente

Es muy difícil para una persona sana entender las vivencias y experiencias de la persona que padece un trastorno bipolar. De hecho, éste es un comentario frecuente en boca de los pacientes, refiriéndose tanto al médico como al resto de personas que le rodean. Por supuesto, la experiencia de la enfermedad es única y personal e intransferible. Pero también es cierto que la capacidad de los profesionales de ayudar al paciente con TB depende en gran medida de su capacidad de trascender a la experiencia individual y poder aplicar a cada caso la gran cantidad de conocimientos científicos acumulados en los últimos años. Obviamente, esta afirmación no está reñida con la escucha, la comprensión y el respeto que el profesional debe ofrecer a las personas afectadas.

La sociedad estigmatiza a las personas que padecen enfermedades mentales. De hecho, ésta puede ser una de las razones del auge del término «bipolar», en vez del clásico «maniacodepresivo». Otro tanto ha pasado con otras enfermedades, desde el «retraso mental», transformado en «discapacidad intelectual», la «melancolía», que evoluciona a «depresión», o la «neurosis», que pasa a ser «trastorno de ansiedad». Parece como si a medida que pasa el tiempo, los términos se cargaran de sentido negativo, y finalmente se optara socialmente por matar al mensajero, cambiándolos por una nueva expresión, que parezca menos denigrante. De esta manera, «histérico», «imbécil» o «psicótico» pasan del lenguaje científico al común como meros insultos, lo que obliga a su sustitución.

Todavía queda un largo trecho en el camino de la aceptación e integración social de las personas con enfermedad mental. Y un primer paso consiste en reconocer la inmensa aportación a la cultura y la civilización que han protagonizado las personas con enfermedad mental. La tabla 5.1 recoge un listado de algunas de las personas con trastornos afectivos más conocidas. Abundan especialmente los artistas. Muchos de ellos pasaron en vida por excéntricos o adictos a sustancias, pero la realidad es que en sus vidas, y muchas veces en su obra, se aprecia la huella de la enfermedad bipolar. Por supuesto, su producción artística sólo fue posible gracias a largos periodos de eutimia, sin fases maniacas o depresivas.

Carrie Fisher	Joseph Conrad
Catherine Zeta-Jones	Kurt Cobain
Charles Dickens	Leon Tolstoi
Emile Zola	Linda Hamilton
Emily Dickinson	Modest Mussorgsky
Gioacchino Rossini	Robert L. Stevenson
Graham Greene	Russell Brand
Ilie Nastase	Vincent van Gogh
Isaac Newton	Virginia Woolf
Jim Carrey	Walt Whitman

Tabla 5.1. *Algunas personas famosas con trastornos afectivos (muchos de ellos diagnosticados de TB).*

Además de la interesante y sorprendente relación entre la enfermedad y la creación artística, la vida de estos personajes permite a las personas con trastorno bipolar plantearse seriamente que la enfermedad, aunque grave, no tiene por qué convertir sus vidas en un fracaso. De hecho, se puede y se debe llevar una vida perfectamente normal aun sufriendo un trastorno bipolar. En realidad, se trata de tomar bien la medicación, llevar una vida regular y ordenada –especialmente los horarios de sueño y descanso–, cumplir con las visitas y chequeos médicos, prever y afrontar adecuadamente las situaciones de estrés, y abstenerse del consumo de alcohol y otros tóxicos.

La mayoría de las personas que cumplen estos requisitos pueden desarrollar sus vidas con total normalidad. Y

La perspectiva
del paciente

la ayuda que se presta a los pacientes que pasan por un periodo de descompensación no consiste únicamente en encontrar la pauta de tratamiento adecuada, sino también en recuperar los ritmos de la vida cotidiana, algo que, por desgracia, es difícil para algunas personas.

El paso más importante para una persona que padece un trastorno bipolar es aceptar que padece la enfermedad. Exactamente igual que con cualquier otra contrariedad seria de la vida. Esto puede producirnos rabia, tristeza, enfado o, lo que es más grave, reacciones de negación de la enfermedad, lo que habitualmente suele complicar la evolución. La persona afectada puede necesitar ayuda profesional para aceptar la noticia e integrar sus consecuencias en sus pautas y estilos de vida. Pero, cuando se consigue, se ha dado un gran paso adelante para conseguir la mejor evolución posible, puesto que las medidas que se van a adoptar son lógicas y están guiadas claramente por el sentido común.

El psiquiatra juega un papel importante a la hora de transmitir tanto el diagnóstico como el plan de manejo. La comunicación debe ser clara, efectiva y acorde con el estado afectivo del paciente. Además de la aceptación del diagnóstico, el objetivo es establecer una alianza terapéutica entre el médico y el paciente, basada en el respeto y la confianza mutua, que es básica en el manejo del trastorno bipolar, como en cualquier otra enfermedad duradera y potencialmente grave. Pero conseguir que el paciente conozca todos los matices de la enfermedad y se convierta en el mejor aliado para combatirla, es algo que requiere tiempo y frecuentemente la intervención de familiares y amigos.

La implicación del paciente en su cuidado no puede conseguirse en los tiempos actuales mediante un estilo de relación médico-paciente paternalista, basada en el principio de la autoridad, el sentido del deber y la voluntad de hacer el bien del médico, y en la obediencia, resignación y buen conformar del paciente.

El paciente debe tomar un papel más proactivo, a través de la información y la reflexión dialogada acerca de las decisiones a tomar. El médico debe adaptar su papel a las necesidades y a los deseos del paciente, y también a sus posibilidades y recursos personales; no todos ellos pueden o quieren tomar ese papel más activo o autónomo, y muchos pueden sentirse más cómodos con un estilo de relación más tradicional. La autonomía y participación del paciente debe ser la máxima posible, teniendo en cuenta todos los aspectos, y con grandes dosis de flexibilidad y ajuste personalizado.

La psicoeducación

La adquisición de conocimiento sobre el trastorno bipolar, en el contexto de una relación basada en la máxima autonomía posible del paciente según su estado de enfermedad, es un proceso que se conoce con el término de «psicoeducación». El paciente debe aprender, por ejemplo, que las fases maniacas o depresivas no obede-

La perspectiva
del paciente

cen únicamente a las respuestas normales ante situaciones de estrés, sino que son parte de mecanismos que a veces se ponen en marcha de forma autónoma.

Uno de los principales problemas consiste en que el trastorno bipolar puede producir una afectación de la capacidad de juicio y de toma de decisiones, justo cuando éstas son más necesarias o cuando hay que tomar las decisiones más difíciles. Conseguir que el paciente acepte que en esos momentos su autonomía está disminuida y debe apoyarse más en el psiquiatra o en sus familiares, y retomar su iniciativa y capacidad de toma de decisiones cuando vuelve a la eutimia supone un juego de equilibrios y confianza que hay que trabajar para que funcione adecuadamente cuando llegue el momento.

Es evidente que el médico, el paciente y los familiares o cuidadores parten de puntos de vista muy diferentes en cuanto a experiencia, conocimientos, expectativas, temores e intereses con respecto a la enfermedad, sus consecuencias y la manera de abordarla. Armonizar todos estos factores con la finalidad última de producir decisiones sensatas acordes con el nivel actual de conocimientos acerca de la enfermedad, y asumidas por todos, no es una tarea fácil y puede llevar su tiempo.

En cualquier caso, el conocimiento de la enfermedad es un requisito imprescindible por parte del paciente y de los familiares. Y, por supuesto, el psiquiatra también tiene una responsabilidad muy especial tanto para mantenerse informado y con un nivel actualizado de conocimientos científicos, como para hacer un esfuerzo de integración de estos conocimientos con su experiencia, y adaptarlos a los requerimientos especiales de cada caso.

No existe una forma única de llevar a cabo este proceso de psicoeducación. Actualmente existen datos provenientes de ensayos clínicos bien realizados de que la psicoeducación que se realiza siguiendo el formato grupal o en clases es efectiva. Pero existen otras muchas formas posibles, incluyendo la interacción individual o el empleo de diverso material, tanto escrito o en formatos audiovisuales, o bien obtenido a través de internet. Hay que señalar que, en el momento actual, la atención hacia la salud mental es responsabilidad de un equipo interdisciplinar de profesionales y todos ellos pueden y deben tener parte en la tarea psicoeducativa, para la que a veces pueden estar mejor preparados o dotados que el psiquiatra.

Una consecuencia a veces sorprendente de la educación es que el paciente o sus familiares pueden llegar a saber tanto o más que el psiquiatra u otros profesionales sobre determinados aspectos de la enfermedad o su tratamiento. Los profesionales debemos afrontar esta situación con normalidad, agradeciendo las perspectivas que se nos brindan. Nuestra posición frente al paciente no debe estar basada en saberlo todo, sino en la capacidad de contrastar, valorar e integrar la nueva información en el plan de tratamiento individualizado. Sobre todo, la visión del psiquiatra es fundamental en las fases agudas de enfermedad.

La perspectiva
del paciente

Una vez que el paciente conoce y acepta los aspectos más generales del trastorno bipolar—para lo que a veces es necesario el concurso de la experiencia[11]—y se ha comprometido en su autocuidado, tiene que adquirir y poner en práctica determinadas habilidades.

La primera de ellas es la autoobservación, que permite a los pacientes monitorizar su evolución, e incluso realizar un gráfico o diario de su estado afectivo, una práctica que debe animarse. Este diario permite conocer mejor la situación afectiva del paciente, sobre todo en las fases de normalidad, y es muy útil para detectar tanto los estados subsindrómicos como las fases iniciales o prodrómicas de nuevos episodios.

Tradicionalmente, los gráficos vitales se llevaban a cabo en papel, pero en la actualidad las nuevas tecnologías permiten otras modalidades. Por ejemplo, existen páginas web en las que se puede cumplimentar el gráfico vital en soporte informático. Y también se han desarrollado aplicaciones (apps) para que el paciente pueda monitorizarse a través del ordenador, tableta o teléfono inteligente. Además de las ventajas del registro tradicional, estas versiones permiten añadir puntos de alarma, obtener gráficos, chequear la toma adecuada de la medicación, valorar el estado de ánimo o la calidad del sueño.

---

11. Aunque expliquemos con todo detalle en que consiste la depresión a un paciente que ha experimentado un único episodio de manía, probablemente sólo aprenderá en qué consiste cuando la sufra en sus carnes.

Una de las más conocidas es la app Optimism, que se descarga gratuitamente de la red, aunque pueden encontrarse ya decenas de aplicaciones llamadas genéricamente «*mood chart*», como My moodtracker, Mood Kit o Moody Me, no todas ellas gratuitas.

El objetivo final es que el paciente se conozca mejor y detecte precozmente los cambios, si es que éstos se producen. El paciente debe conocer cuáles son los síntomas iniciales tanto de la depresión como, especialmente, de la fase maniaca. La depresión conduce a un aumento de la introspección unido a una percepción negativa o culpable de las propias acciones, por lo que el paciente siente rápidamente el malestar y tiende a solicitar ayuda. El caso de las fases maniacas es más complicado. Uno de los síntomas que suelen precederla es la disminución de la necesidad de sueño. El paciente debe estar muy atento a su aparición. El insomnio puede combatirse con determinados fármacos o bien puede limitarse el nivel de estimulación; por ejemplo, pidiendo al paciente que reduzca sus contactos sociales o sus salidas nocturnas. También pueden tomarse otras medidas, como añadir un tratamiento antipsicótico o aumentar temporalmente la dosis de otras medicaciones.

Es muy frecuente que cada paciente tenga un patrón característico de cambio de comportamientos o de ritmo de actividades, que forma parte de los inicios de la fase maniaca. Por ejemplo, pueden iniciarse compras o planes de viaje o hablar más francamente de lo normal. Por supuesto, la familia también puede alertar de que se

La perspectiva
del paciente

están produciendo estos cambios y colaborar en las pautas que se adopten. Las medidas a tomar en estos momentos en que el paciente no está todavía en fase maniaca deben consensuarse con él.

Otro aspecto importante de la prevención de recaídas consiste en responder de forma adecuada a las situaciones estresantes. En ocasiones, ello puede conllevar la aplicación de psicoterapias específicas—por ejemplo, de tipo cognitivo-conductual—para mejorar la capacidad de respuesta del paciente. Pero la mayoría de las veces se trata de aplicar medidas basadas en el sentido común. Compartir los problemas con la familia y los amigos, aplicar técnicas de relajación o hacer ejercicio son estrategias que pueden dar un gran resultado. Y, sobre todo, estar alerta por si el estrés produce una respuesta de ansiedad o insomnio que pueden abrir el camino a una recaída.

La causa más frecuente de recaídas es el mal cumplimiento terapéutico. En este aspecto poco se diferencia el trastorno bipolar de una larga serie de enfermedades crónicas, psiquiátricas y no psiquiátricas. Se estima que el 50% de los pacientes afectados no toma el tratamiento adecuadamente. Dejar bruscamente la medicación constituye con frecuencia el primer síntoma de una recaída y, naturalmente, termina por precipitarla. Nunca se debe suspender bruscamente, sin control médico, ninguno de los diversos tratamientos empleados en el tratamiento del TB. Si se suspenden bruscamente los fármacos reguladores del ánimo, la consecuencia más habitual es que se produzca una recaída en cualquier tipo de fase, con una latencia que puede oscilar entre días o meses.

Los controles periódicos de niveles en sangre que se hacen de determinados fármacos empleados como estabilizadores del ánimo sirven para saber si el cumplimiento terapéutico es el adecuado, además de ser necesarios para evitar que se alcancen concentraciones tóxicas y para ajustar la dosis de forma individualizada.

Cabría pensar que la causa más frecuente de un mal cumplimiento terapéutico es la mala tolerancia a la medicación, pero los estudios que se han realizado muestran que los efectos adversos de los medicamentos se encuentran detrás de sólo un 15% de los casos de mal cumplimiento, mientras que la razón principal en la mayoría de los casos es que el paciente no quiere tomarlos, especialmente porque no entiende por qué debe hacerlo. La mejoría de la conciencia de enfermedad y, por lo tanto, de la disposición a tomar el tratamiento farmacológico es la razón fundamental del éxito de las intervenciones psicoterapéuticas en el TB.

Lo dicho anteriormente no es óbice para que prestemos una atención especial a evitar o minimizar la aparición de efectos secundarios. Algunos de ellos, como la tendencia a ganar peso o a producir alteraciones metabólicas o cardiovasculares, pueden constituir además un riesgo importante para el bienestar y la salud del paciente a largo plazo. La prevención de estos problemas pasa habitualmente por una estrecha colaboración con la atención primaria. Las estrategias para abordar este problema son múltiples, incluyendo cambios en la dosificación, en la pauta de tratamiento o, incluso, en las sustancias empleadas.

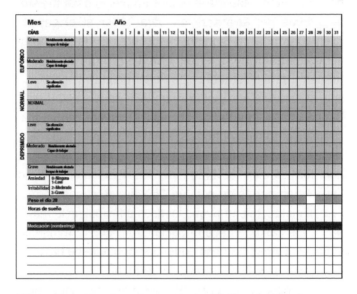

Figura 5.1. *Un ejemplo de Diario del Estado Afectivo*

Puntos clave

- La vida de una persona afectada de trastorno bipolar y la de sus familiares está marcada por una serie de vivencias y experiencias que no son bien comprendidas por la sociedad en general, y a veces tampoco por parte de los profesionales sanitarios.
- Los trastornos afectivos han estado presentes en un número desproporcionado de personas con cualidades artísticas geniales. Pero locura y genialidad no son términos equivalentes. Los estados de hipomanía pueden formar parte de determinados periodos de energía y riqueza creativa.
- La historia personal de cada paciente es fundamental para comprender el contexto y significado de la enfermedad.
- La actitud del paciente hacia la enfermedad y su conocimiento de la misma juegan un papel determinante en su evolución. Para mejorarlas, pueden emplearse técnicas psicoeducativas.
- El cumplimiento terapéutico, la abstinencia de tóxicos, la autoobservación, el manejo adecuado del estrés y la adopción de ritmos de sueño y actividad adecuados son elementos fundamentales en el autocuidado del paciente con trastorno bipolar.

La perspectiva
del paciente

6. Los jóvenes y los mayores

En este capítulo vamos a desarrollar con más detalle algunas de las características del trastorno bipolar en las edades extremas, los más jóvenes y los mayores. En ambos casos nos encontramos con un número cada vez mayor de personas afectadas. En el caso de los jóvenes, porque existe una sensibilidad mayor hacia la presencia de esta patología, y en el caso de los mayores como consecuencia del envejecimiento de la población.

Trastorno bipolar en la infancia y la adolescencia

Como ya se ha comentado anteriormente el trastorno bipolar comienza a veces en la niñez o en la adolescencia. De hecho, se estima que más de la mitad de los casos tienen su inicio antes de los 25 años. El diagnóstico y la terapéutica tienen unas características especiales en la población más joven. A fin de cuentas, se trata de una época de la vida caracterizada por los cambios, por la evolución permanente y, a veces, determinados síntomas son difíciles de interpretar, bien como parte de una «fase» más o si, por el contrario, están revelando algo más serio.

En lo fundamental, los síntomas principales del TB son similares en los más jóvenes a los que ya hemos descrito para el conjunto de la población (véase la tabla 6.1). Pueden aparecer estados de alegría o excitación extremas, a los que llamamos fases maniacas, y otros de tristeza y desmoralización intensas, a los que llamamos fases depresivas. El principal problema radica en que los niños y jóvenes, como parte de su desarrollo normal, pueden presentar ocasionalmente algunos de los síntomas que caracterizan estas fases, y hay que ser muy cuidadosos a la hora de interpretar lo que estamos observando.

Los síntomas de **manía**...	Los síntomas de **depresión**...
Cambios de humor:	**Cambios de humor:**
• Aparece un estado de ánimo extremadamente alegre o insulso, distinto de los periodos habituales en que está «gracioso». • Se muestra muy irritable y «salta» por todo de una manera anormal.	• Se muestra triste durante un periodo de tiempo prolongado. • Dejan de satisfacerle actividades que habitualmente le gustan. • Sentimientos de culpa o de no valer para nada.

Cambios de comportamiento:	Cambios de comportamiento:
• Duerme poco y no parece cansado.	• Pérdida de energía, se cansa fácilmente.
• Habla mucho y cambia de tema rápidamente.	• Aumentan las quejas de dolores u otras molestias somáticas.
• Tiene dificultades para concentrarse y pasa de un foco de atención a otro.	• Come poco, o demasiado, con repercusión sobre el peso.
• La sexualidad se convierte en un tema prioritario.	• Duerme poco, o en exceso, de forma no habitual.
• Hace muchas cosas, se arriesga más y busca rápidamente la satisfacción.	• Manifiesta deseos de morirse y piensa en cómo conseguirlo.

Tabla 6.1. *Manía y depresión en los más jóvenes.*

Sobre todo, hay que tener en cuenta que cuando estos cambios corresponden a un trastorno bipolar se manifiestan de forma permanente durante la mayor parte del día y durante un periodo prolongado de tiempo, en general semanas, y se distinguen claramente de las variaciones de ánimo habituales que suelen durar días, como mucho. En los jóvenes, al igual que en los adultos, también pueden presentarse estados intermedios entre ambos polos. Por ejemplo, podemos apreciar fases de hipomanía, o de depresión leve, en los que los síntomas de tipo maniaco o depresivo no interfieren gravemente en el funcionamiento habitual.

Al trastorno bipolar que se inicia en la infancia o adolescencia, antes de los 18 años, se le conoce como «tras-

Los jóvenes y los mayores

torno bipolar de inicio temprano» (TBIT). Desgraciadamente, cuanto más temprano es el inicio, más grave
resulta, de manera que los casos que se inician en la
juventud, a partir de los 18 años, suelen tener mejor pronóstico. En los más jóvenes, la evolución se caracteriza
por presentar cambios de fase más rápidos, por fases
más prolongadas, y por una aparición más frecuente de
fases mixtas (con mezcla de síntomas maniacos y depresivos). Existen estudios que indican que los episodios mix-
tos son más difíciles de tratar, ya que responden peor a
las terapias existentes y tienen mayor riesgo de suicidio.

Precisamente, otro rasgo de gravedad es que las conductas suicidas son más frecuentes en los casos de inicio
temprano. Un estudio sobre casos de TBIT descubrió que
un tercio de los pacientes había realizado una tentativa
seria de suicidio. Algunos intentos de suicidio en jóvenes
con TB tienen un carácter impulsivo, pero en otros hay una
larga premeditación. Por lo tanto, hay que tomar en serio
cualquier manifestación en este sentido, bien sean comentarios o comportamientos que sugieran que se ha tomado
una decisión o que se están haciendo preparativos.

Los jóvenes con TB pueden experimentar toda la variabilidad sintomática propia del trastorno, aunque se le suele
dar más importancia a las fases de manía, debido a los
problemas de comportamiento que se producen. Por el
contrario, síntomas como fatiga o anhedonia son mucho
más sutiles y pueden atraer menos la atención de padres
y profesores. Sin embargo, un estudio fenomenológico
de 438 niños y adolescentes con trastornos del «espec-

tro bipolar» mostró que el 53% de ellos tenía al menos un episodio depresivo bien caracterizado y que las ideas de suicidio eran muy comunes (76%). Pero también es cierto que en niños más pequeños pueden predominar los síntomas maniacos, mientras que los de tipo depresivo suelen aparecer más en adolescentes. Es probable que en niños, al igual que en adultos, se produzcan confusiones entre el diagnóstico de depresión unipolar y trastorno bipolar.

Es importante conocer cuáles son los factores de riesgo de que un niño o adolescente presente un trastorno bipolar. Como ya hemos comentado, el trastorno bipolar suele tener una presentación familiar. Los niños o jóvenes que tienen un progenitor o un hermano con la enfermedad tienen un riesgo de cuatro a seis veces mayor de desarrollar la enfermedad. Sin embargo, hay que tener en cuenta que la mayoría de los niños con una historia familiar de trastorno bipolar no presentarán nunca la enfermedad, aunque pueden ser más propensos a tener síntomas de ansiedad y trastorno por déficit de atención e hiperactividad (TDAH).

A la inversa, los niños y jóvenes con diagnóstico de trastorno de ansiedad tienen un cierto mayor riesgo de tener un trastorno bipolar aunque, de nuevo, la gran mayoría de los jóvenes con trastornos de ansiedad no desarrollarán un trastorno bipolar. La presencia de cualquiera de estos factores de riesgo no comporta la adopción de ninguna medida especial, salvo la de mantener una actitud vigilante sobre la aparición de síntomas de TB.

Los jóvenes
y los mayores

En caso de que estos factores de riesgo se hicieran evidentes, la primera medida es efectuar una consulta a un psiquiatra infantil o a un psicólogo. No hay análisis ni pruebas de neuroimagen que permitan realizar el diagnóstico de trastorno bipolar en niños, como tampoco los hay en adultos. Sin embargo, hay diversas pruebas que pueden llevarse a cabo para descartar otras causas de las alteraciones que podamos estar observando. Por ejemplo, test psicológicos encaminados a valorar la presencia de anomalías en el aprendizaje, en el lenguaje o en la inteligencia general. O bien pueden servir para detectar la presencia de problemas como el consumo de tóxicos, que aparecen con frecuencia en los jóvenes con TB.

También es fundamental llevar a cabo una exploración psicopatológica detallada y realizar una historia clínica completa que incluya valorar la presencia de antecedentes familiares de trastorno bipolar, depresión, alcoholismo, conductas suicidas y otras patologías psiquiátricas. Los criterios de diagnóstico empleados en el caso de niños o adolescentes no son distintos de los utilizados en adultos.

Hay determinados trastornos psiquiátricos que coexisten con frecuencia con el TB, tanto en adultos como en jóvenes. Entre ellos destacan el consumo de tóxicos—por ejemplo alcohol, cannabis, etcétera—y los trastornos de ansiedad. Un caso especial lo constituye el TDAH. Se trata de una entidad caracterizada por el aumento de la facilidad para distraerse, la disminución de la capacidad de mantener la atención, inquietud motora, hiperactividad, inestabilidad emocional y aumento de la impulsividad. Es un trastorno muy frecuente, que puede tener una prevalencia del 5% de la población infantil, y representa el porcentaje más elevado de diagnósticos en las consultas de psiquiatría infantil. Pues bien, muchos niños con TB tienen una historia previa de TDAH. Hay estudios que demuestran que el TDAH es más frecuente en las personas con TB en los que la enfermedad empezó en su infancia, en comparación con lo que ocurre en los casos de inicio más tardío.

Los niños que presentan simultáneamente TDAH y TB pueden tener dificultades para concentrarse y controlar su comportamiento, incluso en las fases de eutimia, en las que no hay síntomas activos de TB. Un problema peculiar lo presentan los casos de niños con irritabilidad grave y persistente, y que manifiestan también síntomas de TDAH. Algunos expertos sugieren que en estos casos debería efectuarse un diagnóstico de manía, considerando la irritabilidad como un sustituto de la euforia, aunque existen también datos discordantes con el resto de población infantil afectada de TB; por ejemplo, en cuanto a evolución de la enfermedad, historia familiar o resultados de las pruebas de neuroimagen funcional. Por otra parte, la irritabilidad es también un síntoma común en la fase depresiva de los niños con TB.

En cuanto al tratamiento del TB en niños y adolescentes, las reglas generales de actuación son similares a las adoptadas en adultos. También hay que tener en cuenta que no existe mucha información directa sobre esta población, debido a la falta de estudios, por lo que el médico tiene que basarse con frecuencia en los datos obtenidos en adultos. En la actualidad, se estima que una combinación de psicoterapia y farmacoterapia es el mejor tratamiento para el TB en jóvenes. Pero ambos abordajes deben ser adaptados a las circunstancias de los jóvenes. Por ejemplo, no está claro que un cerebro en fase de neurodesarrollo responda a los psicofármacos de igual forma que lo hace un cerebro adulto. Lo mismo podemos decir de la psicoterapia.

La farmacoterapia constituye la base del tratamiento y aunque pueda resultar difícil de asumir esta necesidad, no cabe duda de que la mayoría de los niños y adolescentes con TB precisan un tratamiento farmacológico de duración indefinida, a veces para toda la vida. Naturalmente, lo ideal es conseguir una evolución óptima con el menor número posible de medicamentos y a las dosis más bajas posibles, pero en cada caso es necesario un ajuste personalizado, y en muchos casos es obligado emplear más de un fármaco, dada la complejidad de la enfermedad. Hay que tener en cuenta que para conseguir un ajuste preciso, pueden llegar a ser necesarios varios meses de pruebas y tentativas.

Las consideraciones generales sobre los distintos medicamentos ya se han realizado. Trataremos ahora algunas particularidades. El empleo del litio en jóvenes debe revestirse de gran cautela, dado que puede existir una mayor sensibilidad para la aparición de efectos adversos y de toxicidad que en adultos.

Los siguientes síntomas pueden ser indicios del comienzo de una intoxicación por litio:

- Diarrea.
- Mareo o sedación.
- Debilidad muscular.
- Falta de coordinación.
- Vómitos.

Si un niño o adolescente está en tratamiento con litio y comienza a presentar estos síntomas, debe ser valorado de inmediato por un médico, acudiendo a Urgencias si es preciso.

El riesgo de intoxicación es mayor si hay deshidratación, por lo que hay que estar especialmente atentos en caso de enfermedades gastrointestinales o de situaciones de calor intenso, especialmente si se combina con ejercicio.

Tabla 6.2. *La intoxicación por litio.*

En lugar del litio puede indicarse en ocasiones un tratamiento con valproato, un fármaco con propiedades estabilizadoras del ánimo que se emplea más comúnmente para el tratamiento de la epilepsia. La utilización de valproato en mujeres jóvenes, de menos de 20 años, puede condicionar un aumento de los niveles de testosterona, una hormona sexual, y facilitar la aparición de un trastorno conocido como poliquistosis ovárica, por lo que hay que prestar una atención especial a la aparición de síntomas de la misma. Por lo general, los síntomas son reversibles al cesar la administración de valproato. El empleo de antidepresivos en niños y jóvenes con trastorno bipolar también debe revestir una especial cautela, ya que puede relacionarse con una mayor tendencia al cambio de fase.

Los jóvenes
y los mayores

Muchos jóvenes y adolescentes tienen comportamientos sexuales de riesgo, lo que conlleva un incremento de la posibilidad de embarazos no deseados. La presencia de un TB puede promover estas conductas de riesgo, especialmente en las fases de manía. Específicamente, tanto el litio como el valproato deben evitarse en caso de embarazo, y otras medicaciones también comportan ciertos riesgos, por lo que la monitorización y el seguimiento deben ser exhaustivos.

La psicoterapia es un buen complemento de la farmacoterapia e incluso puede ser el tratamiento de elección en determinados casos de intensidad leve. Además de la falta de efectos adversos de tipo somático, la psicoterapia puede adaptarse mejor a las circunstancias propias de la infancia o adolescencia, y de cada caso en concreto. Existen diversos enfoques psicoterapéuticos que comienzan a demostrar su utilidad en los jóvenes con TB, especialmente la terapia cognitivo-conductual (TCC), la terapia dialéctica conductual (TDC) y la terapia familiar. De los datos de que se dispone en la actualidad, puede deducirse que los adolescentes, más que los niños, son los que más se benefician de la psicoterapia, y que ésta puede ser especialmente útil en las fases depresivas y en los periodos de eutimia, como medio de prevenir las recaídas.

Trastorno bipolar en los mayores

Una de las características de la demografía de los países desarrollados es el aumento de la tasa de envejecimiento, a consecuencia del aumento de la esperanza de vida y la disminución de la fertilidad. Este hecho ocasiona a su vez un incremento del número de personas mayores afectadas de trastorno bipolar. Sin embargo, y a diferencia de lo que ocurre con otras enfermedades como la depresión en el anciano o las demencias, se trata de una entidad clínica relativamente desconocida.

Según se desprende de los estudios epidemiológicos, el porcentaje de personas afectadas de TB es tres veces menor en la población de personas mayores de 65 años que en personas más jóvenes. Las razones de este hecho se desconocen. Algunos autores estiman que el trastorno bipolar puede irse «diluyendo» conforme se envejece, mientras que otros, por el contrario, estiman que en muchos casos se produce un agravamiento progresivo, con aparición de deterioro cognitivo y del nivel de discapacidad. También se ha argumentado que el menor número de casos entre las personas mayores puede deberse a un aumento de la mortalidad ocasionado por el trastorno, a causa del suicidio, del mayor número de muertes accidentales o del mayor riesgo de complicaciones cardiovasculares.

Otras opiniones apuntan a que puede producirse una infraestimación de los casos debido a que no se incluyen las personas afectadas de depresión bipolar. Finalmente, otro grupo de autores argumenta que el problema principal es que los estudios de prevalencia no toman en consideración la población acogida en centros residenciales, en los que se encuentra un número elevado de personas aquejadas de trastorno bipolar.

Los jóvenes
y los mayores

Probablemente, todos los argumentos pueden tener algo de verdad, pero lo sorprendente es que el número de ingresos en unidades de hospitalización psiquiátrica a causa de trastorno bipolar—fundamentalmente en fase de manía—no disminuye con la edad, y entre el 8-10% de las personas mayores ingresadas en este tipo de unidades tiene un diagnóstico de TB. Este hecho confirma que la importancia asistencial del trastorno se mantiene con el paso de los años. Pero incluso si el número de personas mayores afectadas es relativamente menor que el de personas jóvenes, el número absoluto tenderá a aumentar conforme crezca la cifra de personas mayores.

En cuanto a las características de las personas mayores afectadas de TB, suele haber una mayor proporción de mujeres que en poblaciones más jóvenes, lo que está en consonancia con la mayor supervivencia del sexo femenino. Se ha argumentado, a raíz de publicaciones de casos clínicos individuales, que las personas mayores con TB tienden a presentar más síntomas psicóticos, más frecuencia de sintomatología mixta (mezcla de síntomas maniacos y depresivos en el mismo episodio) o mayor frecuencia de ciclación rápida, pero los estudios con mayor número de casos no avalan estos hallazgos.

En cambio, está bien establecido que los mayores tienen más patologías asociadas—por ejemplo, diabetes—que los más jóvenes y que el consumo de drogas y sustancias tóxicas es menor. También se aprecia una mayor frecuencia de anomalías en la neuroimagen y un peor rendimiento cognitivo en los mayores con TB, cuando se les compara con sujetos sanos de su misma edad, Cuando ingresan en unidades de psiquiatría suelen permanecer más tiempo en ellas, lo que está relacionado con la presencia de un mayor número de enfermedades somáticas que en sujetos más jóvenes. Asimismo, es posible que los periodos asintomáticos sean más prolongados.

Aunque menos frecuentes que los casos de inicio temprano que van envejeciendo, también se producen casos en los que el trastorno bipolar aparece por primera vez a una edad avanzada (30%). Por lo general, se trata de casos con una larga historia de síntomas de tipo afectivo, que finalmente presentan un episodio maniaco. Quizás la característica más destacable de los casos de trastorno bipolar de inicio tardío sea una mayor frecuencia de trastornos de tipo neurológico, especialmente de tipo cerebrovascular.

Las personas mayores con trastorno bipolar tienen un curso de enfermedad similar al de los casos más jóvenes, con la excepción de presentar un mayor deterioro funcional en las fases de estabilización y un mayor riesgo de suicidio que los adultos más jóvenes, lo que puede deberse a un efecto aditivo de la edad. No obstante, hay que señalar que, como ocurre en otras enfermedades mentales, el grado de heterogeneidad de la presentación clínica aumenta conforme la edad avanza, lo que se refleja en el panorama variopinto que ofrecen las publicaciones de casos singulares de TB.

Los jóvenes
y los mayores

Por lo que respecta a la terapéutica, al igual que ocurre en el caso de niños y adolescentes, existe una carencia importante de estudios, y la práctica habitual consiste en extrapolar los conocimientos que se poseen referidos a adultos de menor edad.

Sin embargo, en personas mayores, los efectos secundarios y las consecuencias médicas negativas del tratamiento con psicofármacos son más importantes que en pacientes más jóvenes, por lo que hay que prestarles una atención especial. Este hecho obedece a que con la edad se producen cambios farmacocinéticos –por ejemplo, en la absorción, distribución o eliminación de los fármacos– o farmacodinámicos –es decir, en la forma de actuar– que en general hacen que las personas mayores sean más sensibles a los medicamentos. Una buena medida para paliar estas posibles consecuencias negativas consiste en realizar una adecuada valoración del estado físico del paciente, incluyendo la realización de las pruebas analíticas necesarias y de un electrocardiograma.

Por otra parte, tampoco debe descartarse *a priori* ningún tratamiento por el mero hecho de que se trate de una persona mayor. Hay que tener en cuenta sobre todo el perfil de respuesta y la tolerabilidad, mientras que la edad en sí misma es sólo un dato orientativo. Otro principio general a considerar en el tratamiento del TB en personas mayores es el de mantenerse fiel a la monoterapia o al empleo del menor número de fármacos que sea posible.

En cuanto a las sales de litio, su empleo en personas mayores ha ido limitándose en las últimas décadas, aunque todavía se utilizan de forma bastante generalizada. Las dosis a administrar deben servir para obtener concentraciones en plasma entre 0,4-1 mEq/L, es decir, un rango ligeramente inferior al de adultos más jóvenes, y el ajuste de dosis hay que realizarlo de forma más progresiva.

La toxicidad por litio puede manifestarse por la presencia de deterioro cognitivo (confusión) y neuromotor (temblor), afectación cardiaca (ritmo cardiaco lento), deterioro de la función tiroidea (hipometabolismo) y renal (micción frecuente, sed, edema). Las personas con afectación previa de estos sistemas estarán más predispuestas a padecer la toxicidad por litio, aunque, en general, estos problemas pueden manifestarse en personas mayores a dosis y concentraciones plasmáticas menores que en sujetos más jóvenes. Por lo tanto, el ajuste individual de la dosis es muy importante.

En ocasiones, la toxicidad del litio se ve aumentada por el empleo concomitante de una serie de medicamentos muy habituales entre las personas mayores, como son los diuréticos, antiinflamatorios o por las dietas con poca sal. Asimismo, y al igual que ocurría en los más jóvenes, las personas mayores están más expuestas a una toxicidad por litio causada por un aumento de la concentración en sangre debido a una deshidratación; por ejemplo, en caso de trastornos gastrointestinales (vómitos, diarrea), sudoración profusa por temperaturas altas o de escasa

Los jóvenes
y los mayores

reposición de líquido. Todos estos elementos serán valorados cuidadosamente por el psiquiatra, teniendo siempre en cuenta el balance riesgo-beneficio.

Por otra parte, también suele darse con frecuencia en personas mayores un mal cumplimiento terapéutico, con el riesgo consiguiente de falta de eficacia. Tomar habitualmente una dosis más baja de la prescrita puede ser particularmente peligroso. El psiquiatra puede tener la falsa impresión de que unos niveles bajos de litio en plasma se deben a una peculiaridad individual, y aumentar la dosis. Si el paciente comienza entonces a tomar correctamente la nueva dosis prescrita, puede intoxicarse de forma aparentemente «inexplicable».

En personas mayores, el valproato es una alternativa muy razonable al litio en caso de efectos adversos o falta de eficacia, y también puede emplearse como fármaco de primera elección como estabilizador del ánimo. Al igual que en el caso del litio, el ajuste de dosis debe ser progresivo, con la finalidad de obtener unas concentraciones plasmáticas entre 40-100 microgramos/mililitro. Los efectos adversos más significativos desde el punto de vista clínico son la sedación, los trastornos de la marcha y la disminución del número de plaquetas en la sangre, lo que puede facilitar el sangrado.

Carbamazepina y lamotrigina deben considerarse fármacos de segunda elección. El primero de ellos puede resultar más útil en casos de ciclación rápida, y su empleo exige una valoración del electrocardiograma, tests hema-

tológicos y de la función hepática. Los efectos secundarios de tipo hematológico o cardiovascular son los más
importantes. La lamotrigina puede estar indicada en
caso de predominio de sintomatología depresiva. El
efecto adverso más importante es la aparición de un sín-
drome de Stevens-Johnson, aunque esta posibilidad es
menor en personas mayores.

Hay resultados recientes que avalan el empleo de determinados antipsicóticos atípicos en el tratamiento del
trastorno bipolar, y no sólo en los estados de manía, sino
también en las fases depresivas y como estabilizadores
del ánimo. Los antipsicóticos más idóneos son quetiapina y aripiprazol. Se trata de fármacos generalmente
bien tolerados, aunque no puede descartarse la aparición de efectos metabólicos—ganancia de peso, favore-
cimiento del desarrollo de diabetes—por lo que estos
síntomas deben controlarse adecuadamente. La aparición de efectos adversos de tipo motor es considerable-
mente menor que con los antipsicóticos tradicionales,
pero aun así debe ser tenida en cuenta, sobre todo porque hay personas excepcionalmente sensibles a este
tipo de efectos.

Finalmente, las indicaciones para el empleo de antidepresivos u otras estrategias como la terapia electroconvulsiva
para el tratamiento de la depresión bipolar en las personas mayores siguen las mismas pautas que las ya comentadas en el caso de adultos más jóvenes. Su eficacia es
menor que en el tratamiento de la depresión unipolar, y
nunca deben emplearse sin la asociación de una sustan-

Los jóvenes
y los mayores

cia con propiedades estabilizadoras del ánimo, para prevenir el temido viraje a manía.

Cada vez existen menos dudas en el ámbito de la psiquiatría de que las distintas formas de psicoterapia
empleadas en adultos más jóvenes son igualmente eficaces cuando se utilizan en personas mayores. Este principio general se aplica en distintas entidades clínicas,
como la depresión, los trastornos por ansiedad o el TB.
Sin embargo, en la práctica clínica la psicoterapia tiende
a reservarse para los más jóvenes. Es posible que esta
tendencia se acentúe en un contexto de disminución de
recursos. Sin embargo, aspectos como la psicoeducación de pacientes y familiares son igualmente importantes en personas jóvenes y mayores. De nuevo, como
comentábamos con respecto a las terapias farmacológicas, la edad no debe ser un factor limitante en sí mismo
de ningún tipo de terapia, sino únicamente orientativo.

Puntos clave

- El trastorno bipolar puede aparecer a lo largo de toda la vida: en la niñez, en la adolescencia y, a veces, se manifiesta por primera vez a edad avanzada.
- Los rasgos fundamentales de la enfermedad permanecen constantes con independencia de la edad. Sin embargo, existen peculiaridades clínicas y problemas de diagnóstico que son específicos para cada edad.
- El tratamiento también es similar con independencia de la edad, aunque en las edades extremas hay que tener una atención especial a los efectos adversos, especialmente de sustancias como el litio. También hay que manejar adecuadamente la posibilidad de embarazo.

Los jóvenes
y los mayores

7. La familia

La familia y el conjunto del entorno social tienen una importancia fundamental en la evolución del trastorno bipolar. Existen numerosos estudios que avalan la mejor evolución de las personas menos aisladas y con mejor soporte social.

Es fácil comprender que una de las consecuencias más dramáticas de cualquier enfermedad es que aumenta el aislamiento y la soledad, y esto es algo que a los seres humanos nos afecta de una forma especial. Somos seres sociales. La única forma de estar en el mundo que reconocemos como propia del ser humano es la de estar con otras personas. Por supuesto que hay muchas situaciones en las que estamos solos y en muchas de ellas de forma voluntaria. Pero incluso en estos momentos, no estamos realmente solos. Llevamos a los demás en nuestro interior. Les hablamos con nuestro pensamiento, empleando una herramienta, el lenguaje humano, que sólo tiene sentido en un contexto social.

Las enfermedades mentales, tanto por la estigmatización asociada a ellas como por la propia sintomatología, dan lugar a aislamiento con una frecuencia superior a otras patologías somáticas. De ahí la importancia del núcleo familiar, como entorno social básico, para la persona afectada de trastorno bipolar.

La primera necesidad que tiene la familia es conocer bien la enfermedad, para poder dar sentido a los cambios que observa en el paciente. Afortunadamente, éste es un aspecto que ha mejorado sustancialmente con respecto a no hace demasiados años. Quizás hoy día sea más problemático poder depurar el alud de información que se puede encontrar en internet. Sobre todo, ha mejorado la actitud de los profesionales de salud mental y la comunicación e información a la familia, dentro del respeto a los derechos e intimidad del paciente, constituye ahora el proceder habitual.

A diferencia de otras enfermedades, en las que el patrón de comportamiento de la familia hacia el paciente permanece relativamente estable, el gran reto que plantea el trastorno bipolar para la familia es que la forma de relacionarse con el paciente debe ser muy diferente según nos encontremos en fase maniaca, depresiva o en periodo de eutimia. Es muy importante que la familia comprenda que deben evitarse las actitudes extremas. No hay que sobreproteger al paciente ni someterlo a una vigilancia extrema. Ni tampoco abandonarlo a su suerte, negando la enfermedad y culpándole de lo que le pasa. En las fases de eutimia, nuestra actitud debe ser de total normalidad, ayudándole a mantener el estilo de vida adecuado, a tolerar mejor las situaciones de estrés y, especialmente, a que cumpla adecuadamente con el tratamiento.

Es esencial cumplir las indicaciones médicas o de los profesionales. No cambiar o iniciar tratamientos por cuenta propia. Acudir a las consultas con regularidad. Nunca deben consumirse drogas, alcohol ni sustancias euforizantes o sedantes; con frecuencia, tienen el efecto contrario a medio plazo. No iniciar dietas o regímenes no controlados médicamente, y mucho menos apoyados con fármacos.

Las fases agudas suponen una limitación temporal de la autonomía del paciente; por ello, hay que evitar en lo posible la toma de decisiones y posponerlas para cuando hayan desaparecido.

En las fases depresivas—las más frecuentes en el TB— debe predominar la cercanía respetuosa con el estado de ánimo del paciente. Tan importante como saber qué es la depresión es saber lo que no es depresión. No es algo imaginario o que la persona se invente. Tampoco aparece por propia voluntad, ni se puede mejorar sólo con desearlo. No es una tristeza pasajera, un signo de debilidad personal o de pecado. Por eso, algunos comentarios que se hacen con frecuencia a las personas deprimidas, tales como «hay que poner algo de tu parte», «anímate y date una vuelta» o «lo que necesitas son unas buenas vacaciones», suelen ser nocivos para los pacientes y provocan sentimientos de incomprensión, e incluso de culpa e incapacidad, que pueden llegar a provocar un agravamiento de la tristeza.

No hay que confundir la depresión con la reacción normal de tristeza ante alguna circunstancia que nos afecta: la depresión siempre tiene un sello de injustificación o reacción desproporcionada que la distingue de los altibajos en el estado de ánimo que todos podemos tener. Con frecuencia, la familia nos pregunta cómo pueden ayudar al paciente con trastorno bipolar en fase depresiva. Las siguientes recomendaciones pueden servir de orientación, tanto para el paciente como para la familia:

1. Es conveniente mantener la actividad en tanto sea posible, pero sin plantearse metas difíciles ni aceptar grandes responsabilidades.

2. Asumir que la enfermedad ha limitado temporalmente la capacidad: hacer lo que permitan las fuerzas. No dar prioridad al rendimiento, sino a la curación de la enfermedad.

3. Dividir las grandes actividades en pequeñas tareas; establecer prioridades.

4. No aislarse; esforzarse por estar con otras personas. Intentar que comprendan lo que nos pasa, pero sin sentirnos obligados a contárselo a todo el mundo. Podemos elegir con quién compartir nuestra intimidad.

5. Participar en actividades que nos hagan sentirnos mejor, sin grandes esfuerzos (por ejemplo, leer, ir al cine). Es muy recomendable hacer ejercicio físico, de forma suave.

6. No aceptar pensamientos negativos: forman parte de la enfermedad.

7. Rechazar los sentimientos de culpa. La depresión es una enfermedad, no un signo de debilidad.

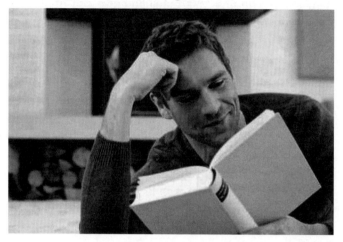

Figura 7.1. *Leer, ir al cine o hacer ejercicio de forma suave son actividades convenientes en la fase depresiva del Trastorno Bipolar.*

La fase maniaca pone más a prueba a la familia que la fase depresiva; con frecuencia nos encontramos a un familiar que nos dice: «doctor, lo prefiero deprimido...». En cambio, el paciente suele negar el estado de euforia, temeroso sobre todo de que se tomen medidas para reducirlo. Es importante detectar los síntomas precoces, especialmente la disminución de la necesidad de sueño, el aumento de la actividad o de los planes, y los cambios sutiles en la forma habitual de ser de la persona afectada, como indiscreciones, etcétera. La familia suele terminar reconociéndolos bien, porque con frecuencia siguen un patrón personal característico. En cuanto se detecten, hay que contactar con el médico.

Es importante tener un plan de emergencia preparado para el caso de una fase maniaca grave con trastornos del comportamiento, que incluya medidas temporales como el bloqueo de cuentas bancarias, tarjetas de crédito, etcétera. Todas las medidas a tomar deben acordarse con el paciente, con la referencia del profesional, en las fases de eutimia. El manejo del paciente en fase maniaca tiene una serie de pautas fundamentales. La más importante de ellas es asegurar el cumplimiento del tratamiento, pero hay otras que pueden ser de utilidad:

1. Disminuir el nivel de estimulación y de actividad. Buscar un entorno lo más tranquilo y relajado posible, evitando sobre todo la compañía de varias personas a la vez. Evitar la toma de decisiones.

2. Establecer un ritmo cotidiano regular, con el número adecuado de horas de sueño e incluyendo un ejercicio físico moderado.

3. Evitar el consumo de cualquier tipo de tóxico, incluyendo el alcohol. Informar al médico de todos los nuevos tratamientos que se hayan instaurado, incluso con prescripción médica. Hay un buen número de sustancias que tienen propiedades euforizantes.

4. Recordar al paciente que las medidas que se toman son las acordadas previamente con él para estas situaciones. No discutir nunca con él, ni intentar convencerle. Limitarse a recordarle que se está cum-

pliendo lo acordado y que cualquier cambio debe discutirlo con el médico.

Una vez se ha superado la fase aguda, es importante reflexionar sobre aquellos factores de nuestra forma de ser y de nuestra forma de vida que puedan haber contribuido al desencadenamiento de la fase aguda. Desgraciadamente, muchas veces debemos aprender de la experiencia.

Puntos clave

- La familia juega un papel clave en la evolución del paciente con trastorno bipolar.
- Es fundamental el conocimiento de la enfermedad y poder establecer una respuesta diferenciada según la fase que se esté atravesando.
- La enfermedad no es culpa de nadie, ni del paciente ni de la familia. Hay que emplear las energías de forma positiva en buscar soluciones a problemas concretos.

8. Las decisiones difíciles

Es frecuente que se planteen al psiquiatra o al profesional de salud mental en general cuestiones sobre la toma de decisiones importantes en la vida del paciente con trastorno bipolar. Lo anteriormente dicho acerca de la autonomía del paciente se aplica especialmente en este sentido. El profesional debe ofrecer su opinión dejando siempre claro el respeto por la autonomía del paciente, excepto en las ocasiones en que ésta esté afectada por una fase aguda de una u otra polaridad. Por supuesto, una medida de prudencia clara consiste en posponer siempre las decisiones relevantes para las fases de eutimia.

Una primera cuestión que suelen plantear los pacientes y sus familiares es a quién debe comunicarse el diagnóstico una vez que el paciente ha sido debidamente informado. Naturalmente, la respuesta corresponde por completo al ámbito personal del paciente. Ya se ha comentado la estigmatización que todavía sufren las personas con enfermedad mental, y aunque no es tan importante en el trastorno bipolar como en otras enfermedades, como la esquizofrenia, el paciente debe ser consciente de ello a la hora de comunicar que padece la enfermedad.

En lo que respecta al pronóstico de la enfermedad, la implicación de la familia—o al menos de una persona de confianza—lo mejora en gran medida, como ya se ha comentado. Además, es conveniente que el paciente designe una persona que actúe como interlocutor con los profesionales en las fases agudas, cuando la capacidad de tomar determinadas decisiones puede estar afectada.

Por otra parte, existen situaciones especiales en que la comunicación resulta obligada. Por ejemplo, en el caso de matrimonio canónico en el marco de la Iglesia Católica, la comunicación previa es necesaria para la validez del enlace. Lo mismo puede ocurrir en otras situaciones de relevancia jurídica o patrimonial. Por ejemplo, al hacer testamento, es aconsejable que el paciente presente un informe en que se manifieste que en ese momento se encuentra con facultades para hacerlo, para evitar el riesgo de impugnaciones.

También pueden plantearse cuestiones relacionadas con la capacidad funcional del paciente. Una de ellas es la capacidad de conducción de vehículos, que obliga a presentar en el reconocimiento médico previo un informe con el diagnóstico, el tratamiento, el grado de afectación y la opinión sobre la capacidad de conducción. En fase de eutimia, el trastorno bipolar *per se* no tiene por qué afectar a la capacidad de conducción. Algunos de los medicamentos empleados en el tratamiento pueden mermar, como efecto adverso, determinadas capacidades necesarias para la conducción, pero esto no tiene por qué ocurrir necesariamente. Todo ello debe reflejarse en el informe que se emita, de cuyo contenido hay que informar al paciente, y explicarle aquellos aspectos que no comprenda o acepte. Como siempre, el objetivo es combinar la máxima autonomía del paciente con la máxima seguridad, asumiendo que el objetivo de llevar una vida lo más normalizada posible exige algunos riesgos. También debe quedar claro que el propio paciente debe renunciar a la conducción de vehículos en determinadas circunstancias, especialmente en las fases agudas de la enfermedad, de uno u otro sentido.

Podemos repetir lo anteriormente dicho, casi punto por punto, en lo tocante a las licencias para el uso de armas de fuego. En mi experiencia personal como psiquiatra, cuento con el caso de un paciente extraordinariamente aficionado a la caza que padece trastorno bipolar. Tanto él como su familia saben que tiene un riesgo aumentado de suicidio y asumen que en caso de enfermedad grave puede ser necesario apartarle de las armas. Pero en el curso normal de su enfermedad en este momento, en la que se combinan largas fases de eutimia con otras de síntomas depresivos leves, y períodos excepcionales de hipomanía, todas las partes implicadas tenemos claro que es mucho más importante lo que le aporta la caza que el riesgo que supone el uso habitual de armas de fuego. Por supuesto, la situación de este paciente puede cambiar y, con ello, la decisión que se tome. Lo importante es no tomar decisión alguna en relación con prejuicios, sino a la consideración cuidadosa de los pros y contras en cada momento.

Otra decisión importante atañe a la capacidad del paciente para continuar desempeñando su actividad laboral. Es evidente que el trabajo es uno de los factores de normalización e integración social más poderosos que existen en nuestra sociedad. Por tanto, constituye un bien para el paciente y debemos plantearlo como uno de los objetivos más importantes del plan terapéutico. De hecho, hay una gran mayoría de personas con trastorno bipolar que realizan su trabajo con total normalidad.

Pero, por supuesto, esto no ocurre así en todos los casos. Como siempre, la capacidad para realizar una actividad, en este caso laboral, es una cuestión de equilibrio. El equilibrio se establece entre los requerimientos y exigencias del trabajo en cuestión, y la situación de la persona que debe desempeñarlo.

Hay trabajos extremadamente complicados y difíciles, o que tienen exigencias—por ejemplo, el trabajo por turnos que implica ciclos de trabajo por la noche—que los hacen francamente desaconsejables para las personas con trastorno bipolar. En otros, el nivel de estrés puede ser demasiado alto. Evidentemente, una posibilidad puede ser la realización de modificaciones en el puesto, a fin de hacerlo adecuado para la persona afectada. En mi opinión, y siempre de acuerdo con la voluntad del paciente, el profesional debe ayudar al paciente a conseguir estas modificaciones, valorando también el riesgo que puede suponer la revelación del diagnóstico.

Hay momentos en los que el estado clínico del paciente puede afectar claramente a su desempeño laboral, y éste debe evitarse. Éste es el caso en las fases agudas de la enfermedad, o en aquellas personas con una ciclación rápida. También hay que tener en cuenta que incluso después de que la fase aguda haya desaparecido, el paciente puede tener dificultades para rendir a nivel normal en el trabajo. Esto puede deberse a que la resolución de las fases no es completa y persisten síntomas, por ejemplo, tristeza o ansiedad. Pueden plantearse también las consecuencias de comportamientos llevados a cabo en fase de euforia, o aspectos de personalidad exacerbados por las fases. Todos estos elementos deben ser tenidos en cuenta a la hora de valorar el desempeño laboral, de manera que la vuelta al trabajo puede demorarse más de lo deseado. Idealmente, en un entorno laboral óptimo, se podría colaborar tanto en la detección de los síntomas prodrómicos[12], como en la reincorporación paulatina tras una fase aguda. Sin embargo, la realidad está con frecuencia reñida con el deseo, especialmente en las circunstancias socioeconómicas de nuestro país.

---

12. El término «pródromo» se emplea en Medicina para referirse a las manifestaciones iniciales de una enfermedad, antes de que el cuadro clínico se haya manifestado con claridad. Proviene de la palabra latina *prodromus*, «que precede», formada por el prefijo *pro* (que significa «antes», como en *prólogo*) y la raíz *dromos* (que significa «pista, recorrido», como en *aeródromo*).

Una fuente de dificultades para el rendimiento laboral la constituyen las alteraciones neuropsicológicas que aparecen con el paso de los años en la evolución del trastorno bipolar. Consisten inicialmente en dificultades para mantener la atención, pero con el paso del tiempo pueden extenderse a la memoria y otras funciones ejecutivas. Estas alteraciones tienden a producirse con más frecuencia en los casos de múltiples recaídas, sobre todo si se producen en los primeros años de evolución. Este hecho subraya aún más, si cabe, la importancia de efectuar un diagnóstico lo más rápidamente posible y de poner en práctica todas las medidas ya comentadas para prevenir las recaídas de cualquier signo.

En algunos casos mucho más restringidos el déficit va más allá de impedir la realización del trabajo y puede causar incluso un deterioro de la realización de las actividades de la vida diaria, bien de las denominadas actividades instrumentales –tales como ocuparse de las finanzas, etcétera– o incluso de las actividades básicas de autocuidado. En estas situaciones puede plantearse no sólo la incapacidad laboral, sino incluso la incapacidad legal, teniendo en cuenta siempre que debe aplicarse la figura jurídica más adecuada al nivel funcional de la persona.

Un punto muy problemático aparece cuando es necesario proceder al ingreso hospitalario a causa de una descompensación aguda, aunque no es preciso emplear este recurso en la gran mayoría de los episodios. Como ya se ha comentado, la presencia de una fase maniaca grave constituye una urgencia médica y a veces es necesario el ingreso en una unidad de hospitalización psiquiátrica para asegurar el cumplimiento terapéutico y la seguridad, tanto del paciente como de otras personas. Entre los indicadores claros de gravedad se encuentra la presencia de síntomas psicóticos o bien de alteraciones graves del comportamiento.

En las fases depresivas no suele plantearse de manera tan acuciante la indicación de ingreso hospitalario, pero si existe un riesgo elevado de suicidio el ingreso puede resultar la mejor opción. De forma excepcional, el ajuste de medicación o la necesidad de observar el tipo de respuesta, sobre todo en personas especialmente susceptibles o frágiles, como es el caso de los ancianos, puede hacer aconsejable el ingreso.

El ingreso hospitalario es siempre una decisión del médico y no de la familia ni del propio paciente. Por supuesto, el psiquiatra debe tener en cuenta la opinión de ambos, pero finalmente debe integrarlas con la suya propia y con su valoración de la situación, antes de indicar la conveniencia del ingreso. Lo deseable es que el ingreso se produzca de forma voluntaria y los psiquiatras no escatimamos esfuerzos para que así sea. No obstante, en situaciones que comprometan la seguridad del paciente o de otras personas, el psiquiatra tiene la facultad de proceder a un ingreso involuntario, que siempre debe ser sancionado por la autoridad judicial, de acuerdo con el sistema de derechos que impera en nuestro país y en los países de nuestro entorno.

De acuerdo con las leyes en vigor, el juez debe visitar al paciente en la unidad de hospitalización para cerciorarse por sí mismo de que se están cumpliendo los requisitos que marca la legislación y que el ingreso obedece realmente a que la presencia de una enfermedad mental ha dado lugar a que el paciente no pueda llevar a cabo su gobierno personal. Un ingreso involuntario es una experiencia muy dolorosa para algunas personas. Puede producir una vivencia de indefensión y de injusticia y dejar una huella indeleble. La mejor manera de prevenir estas consecuencias es la comunicación con el paciente. Decirle siempre lo que va a ocurrirle y ofrecerle una explicación, pero sin discutir con él. Ofrecerle una clave de realidad y cercanía humana en medio de lo que para él es incomprensible.

Por último, una situación particularmente delicada se presenta cuando una paciente con trastorno bipolar desea quedarse embarazada. O ya lo está. El dilema consiste en mantener o no los tratamientos a largo plazo con fármacos estabilizadores del ánimo. Mantener el tratamiento supone afrontar el riesgo de malformaciones congénitas asociadas. No hay que olvidar que dicho riesgo es del 2-4% en la población general, y que aumenta con la edad de la madre, con independencia de los tratamientos que se tomen. Según se desprende de los estudios realizados, el riesgo aumenta al 4-12% en los niños expuestos al litio, al 11% en el valproato y al 6% en la carbamazepina. Los antipsicóticos y antidepresivos tienen un riesgo menor. Sin embargo, la retirada de la medicación puede precipitar una recaída tanto en fase maniaca como depresiva y afectar al vínculo que se está formando entre la madre y el hijo.

Además, pueden multiplicarse los riesgos de salud tanto para la madre como para el niño por diferentes causas, entre ellas, la necesidad de iniciar dosis más altas de medicación, o las derivadas del consumo de alcohol, tabaco u otros riesgos para la salud si se trata de una fase maniaca. Por lo tanto, es necesario tomar una decisión equilibrada contando además con todas las particularidades de cada caso. Generalmente, pueden pasar a emplearse los medicamentos de menor riesgo, especialmente durante los tres primeros meses de embarazo, y realizar un seguimiento cercano, tanto de la madre como del feto. El posparto supone un riesgo incrementado de recaída, por lo que la lactancia materna suele desaconsejarse, dado que la paciente no debe prescindir de su tratamiento y las sustancias farmacológicas de los tratamientos empleados se encuentran presentes en la leche materna.

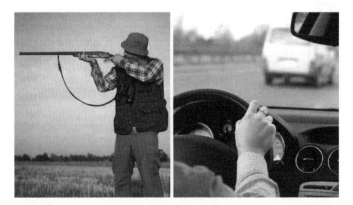

Figura 8.1. *Especialmente en las fases agudas de la enfermedad, de uno u otro sentido, el paciente debe renunciar a la conducción de vehículos. Lo mismo es aplicable al uso de armas de fuego.*

Puntos clave

- El trastorno bipolar puede plantear a lo largo de su evolución una serie de decisiones difíciles que conciernen sobre todo a la limitación de la autonomía del paciente en determinadas circunstancias.
- Es importante mantener un equilibrio entre el respeto a la autonomía del paciente y su seguridad y la de los demás, especialmente en las fases agudas de la enfermedad.
- El ingreso psiquiátrico es una medida excepcional, que obedece siempre a una indicación médica.
- El embarazo supone una etapa de seguimiento especial para la madre con trastorno bipolar.

9. Esperanzas de futuro

No es posible ofrecer a las personas que padecen un trastorno bipolar ni a sus familias la perspectiva de una pronta curación de la enfermedad. Me alegraría enormemente si me equivocara, pero estoy firmemente convencido de que es una afirmación correcta. La razón es sencilla. Es difícil curar la enfermedad porque es enormemente difícil comprenderla, ya que afecta a las estructuras más delicadas y complejas del ser humano; aquellas que regulan su equilibrio emocional y afectivo. No pretendo ser pesimista. Únicamente señalar que vamos a convivir mucho tiempo con el trastorno bipolar. Y que, afortunadamente, con el actual estado de conocimientos, ya no tiene por qué tener una evolución necesariamente maligna.

Podemos poner un ejemplo de esta complejidad. Un reciente artículo publicado en el *Lancet*, una de las revistas científicas más prestigiosas en Medicina, señalaba el descubrimiento de que cinco de las enfermedades mentales más graves y frecuentes –esquizofrenia, trastorno bipolar, depresión, autismo y trastorno por déficit de atención– compartían determinados genes de riesgo, aquellos implicados en el desarrollo de las funciones ejecutivas. El descubrimiento tiene un gran interés y nos recuerda la intuición de algunos pioneros de la psiquiatría cuando se especulaba con la existencia de la llamada *psicosis única* como manera de explicar que en un mismo paciente podían convivir, por ejemplo, fases de enfermedad con característica de esquizofrenia y otras de trastorno bipolar.

Si existe un riesgo genético compartido, se abre un amplio abanico de circunstancias, genéticas y ambientales que pueden llevar a que se desarrolle en cada caso una u otra enfermedad o una mezcla de varias. Dilucidar los distintos mecanismos llevará probablemente años de investigación. No obstante, resulta fascinante comprobar que estamos en el umbral de comprender las asociaciones moleculares genéticas del trastorno bipolar. Ese conocimiento afectará a nuestra compresión de la enfermedad a todos los niveles, desde la etiología y el diagnóstico, al tratamiento. En este último campo, por ejemplo, los avances en farmacogenética podrían permitirnos elegir de forma más personalizada entre distintos tratamientos, farmacológicos y no farmacológicos, porque algunas configuraciones genéticas podrían favorecer una determinada respuesta al tratamiento sobre otras opciones.

También esperamos que la visión integradora que ofrece la neurociencia, al unir los conocimientos de disciplinas básicas tradicionalmente separadas, como la psicología cognitiva, la neuroimagen, la psicofarmacología y la biología celular, nos permita conocer mejor los mecanismos de la enfermedad y cómo funcionan los tratamientos actuales. Estos avances redundarán necesariamente en una mejora de las opciones terapéuticas.

En este momento, ya podemos ofrecer a los pacientes una variedad de tratamientos que permiten una terapia muy personalizada, dentro de un abordaje integral, que incluye al paciente y a sus familiares y que asegura una evolución favorable en la mayoría de los casos. Pero todavía hay una gran variabilidad en la respuesta que no sabemos predecir. Llegar a discernir este punto sería de enorme valor para nuestros pacientes.

En definitiva, nos encontramos en un punto en el que comenzamos a asomarnos al conocimiento de los elementos nucleares de la enfermedad y hay sobrados elementos para saber que se está en el buen camino, pero todavía no cuándo se alcanzará la meta. Mientras tanto, sabemos que en Medicina no existen los milagros, pero lo más parecido es el tratamiento personalizado. A él debemos comprometernos.

10. A modo de epílogo: el caso de Carla

La infancia

Carla fue la segunda de cuatro hermanos. Nació sana, en una familia que la esperaba con alegría. Hasta los cuatro años se desenvolvió sana y razonablemente feliz. Sin embargo, a esa edad ocurrieron dos cosas que cambiaron su vida. La primera fue el nacimiento de sus dos hermanos menores, gemelos. Desde el parto, iniciaron una competencia interminable para ver quién llamaba más la atención. La segunda, el traslado de ciudad de la familia a causa del trabajo. Era «una oportunidad que no se podía desperdiciar». Aunque el cambio trajo una mejoría económica a la familia, también supuso un alejamiento de los abuelos y otros parientes y amigos, que hasta entonces habían supuesto una gran ayuda y desahogo para sus padres. En la nueva situación, había ventajas económicas y de posición social, pero también más responsabilidades y ocupaciones.

En la nueva ciudad, Carla comenzó a pasar mucho tiempo con cuidadoras. Sus padres se mostraban muy celosos de que los pequeños estuviesen bien atendidos y eran rigurosos a la hora de seleccionar a las cuidadoras. Tampoco vacilaban en sustituirlas si aparecían dudas de que su dedicación no fuera intachable. Al cabo de dos años y cuatro nacionalidades, encontraron por fin a la persona adecuada. Mientras tanto, Carla pasó una mala época. Primero, pareció que de pronto dejaba de desarrollarse e incluso retrocedió temporalmente en algunas de sus adquisiciones. En vez de fijarse en su hermana mayor, como hasta entonces, comenzó a rivalizar con los pequeños. Además, se mostraba insegura, inquieta, temerosa y más necesitada de la cercanía de los adultos. Pasó temporadas en que no dormía bien y adquirió algunos hábitos, como morderse las uñas, de los que nunca consiguió librarse. No obstante, hacia los seis años esta etapa parecía quedar atrás y Carla reanudaba su crecimiento y desarrollo con normalidad y brío.

Era una chica de una constitución fuerte, a semejanza de su padre. Los cambios de la adolescencia aparecieron relativamente tarde y adquirió una talla generosa. Hacia los 14 años reaparecieron algunos de los síntomas que había tenido en su infancia. Volvió a estar inquieta y a sentirse tímida e insegura, especialmente en situaciones sociales o desconocidas. Ahora los temores se habían desplazado hacia su apariencia. Pensaba que los demás no la aceptarían a causa de su aspecto y comenzó a hacer dietas intentando que en casa no se dieran cuenta.

En una ocasión, llegó a tomar un laxante por consejo de una amiga, pero la experiencia, quizás por demasiado efectiva, no resultó agradable y no se repitió. No obstante, sus resultados escolares siempre fueron muy buenos. Carla no destacaba por su brillantez, pero sí por su constancia y esfuerzo. Conseguía buenas notas a base de trabajo, y siempre se ponía en lo peor. Creía que en los exámenes le iban a preguntar precisamente lo que no se sabía y vivía con el temor constante a suspender a pesar de sus buenas notas. También temía desagradar a sus padres y profesores por las notas y envidiaba a los compañeros que sacaban buenas notas con menos esfuerzo. Bueno, en realidad, envidiaba casi todo lo que los demás tenían y ella no, mientras que no apreciaba lo suficiente sus propias cosas buenas. Una de ellas era su salud; aparte de los ocasionales síntomas de ansiedad, Carla siempre disfrutó de buena salud. No sufrió enfermedades de importancia, aparte de las habituales de la infancia, y no padecía alergias.

Cuando terminaba la enseñanza secundaria, varias amigas de Carla comenzaron a planear una estancia de verano en el extranjero antes de entrar en la Universidad. Carla no se sentía especialmente ilusionada por el viaje, pero tampoco quería quedarse rezagada de las demás. Sus padres la animaban a ir, especialmente su padre. Él creía que además de los idiomas, estar una temporada fuera de casa le vendría bien para ir ganando autonomía y confianza en sí misma. Su madre no lo tenía tan claro; era más consciente de las limitaciones y dificultades de su hija. Estas dudas hicieron que, cuando finalmente se decidió a ir, sus amigas ya habían organizado las cosas, de manera que estaba relativamente distante de las demás y debía pasar más tiempo por su cuenta.

El viaje

La estancia estaba prevista para seis semanas. Se alojaban en familias de acogida. Carla comenzó a pasarlo mal desde el principio. Añoraba intensamente a sus padres y se sentía extraña y aislada. Fuera de las horas de clase, apenas estaba con sus amigas, en parte porque debía volver sola a casa. Tampoco se relacionaba con la gente de su familia de acogida, pese a que eran realmente amables y hospitalarios. Reaparecieron los síntomas de ansiedad, junto con la tristeza y las ganas de llorar. Comía poco y echaba en falta la comida de su casa. Cada vez que podía hablaba con sus padres y llegó a pedirles que vinieran a recogerla. Éstos estaban pensando seriamente en hacerlo cuando, de forma relativamente brusca, las cosas empezaron a cambiar.

Los síntomas de ansiedad y tristeza desaparecieron en pocos días. Carla estaba ahora cada vez más animada. Comenzó a salir de su aislamiento y ahora todo le gustaba y le parecía estupendo. Tras las clases se quedaba con sus amigas y no le importaba volver a casa sola, incluso tarde. Se sentía muy bien, llena de energía y de optimismo. En las clases, destacaba por su desparpajo, por su iniciativa y por la fluidez con que se expresaba en la lengua extranjera. Les proponía constantemente planes nuevos y atrevidos a sus amigas, que tenían dificultades crecientes para seguir su ritmo.

Los padres de Carla se sintieron aliviados al principio con el cambio favorable experimentado por su hija, pero dos semanas más tarde estaban, más preocupados, si cabe, que al principio. Carla ya no les llamaba nunca y eran ellos los que tenían que hacerlo. Las pocas veces que les respondía estaba siempre muy ocupada, y apenas si intercambiaban un par de frases llenas de palabras extranjeras. Un día les llegaron noticias de Carla a través de los padres de las amigas. Éstas habían perdido casi por completo el contacto con ella. Había hecho amistad con un grupo de clase bastante más interesado en la fiesta que en el aprendizaje de idiomas y prácticamente no aparecía por la academia. El poco tiempo que estaban con ella, la encontraban muy extraña: acelerada, habladora, provocadora, desorganizada, irritable, desinhibida...

A las amigas les asustaban especialmente los comentarios que hacía sobre las salidas de fiesta y las «cosas nuevas» que estaba probando en ellas. También les parecía muy raro que dijese que «era alguien especial y que por eso la perseguían...». Esto desató todas las alarmas de los padres de Carla, que se pusieron en contacto con la familia de acogida y con la academia. En el centro confirmaron la «transformación» de Carla y les informaron que habían iniciado los pasos para una valoración médica de Carla y, proceder, eventualmente, a su vuelta a casa.

El contacto con la familia de acogida fue todavía más alarmante. Carla no había dormido esa noche en casa ni había avisado, pero les acababa de llamar por teléfono para comunicarles que iba a pasar a recoger sus cosas porque «se iba de viaje», y que «sus padres estaban al corriente». El padre de Carla se puso inmediatamente en camino para comprobar lo que pasaba y recoger a Carla. Tras un viaje lleno de zozobra, se encontró a su llegada con que Carla estaba ingresada en una unidad de psiquiatría. Tras aparecer por la academia en muy malas condiciones, habían podido llevarla al servicio de urgencias de un hospital, donde la había valorado un psiquiatra que había decidido el ingreso hospitalario, pese a la oposición e intento de fuga de Carla del servicio de urgencias. El diagnóstico provisional: trastorno bipolar en fase maniaca.

Muchas cosas cambian

El ingreso se prolongó cuatro semanas, más otro mes de asistencia en un hospital de día una vez que regresó a su país. Hubo que poner muchas cosas sobre la mesa. No era la primera vez que Carla había consumido cannabis y anfetaminas. Las amigas fumaban canutos de vez en cuando, pero a Carla le servían además para no agobiarse cuando estaba con mucha gente. Las anfetaminas las había tomado porque «quitaban el apetito» y también para salir de fiesta. La madre de Carla tuvo que admitir que su padre, el abuelo de Carla, había sufrido una «psicosis maniacodepresiva», y que la muerte en situación poco aclarada de uno de sus hermanos había sido probablemente un suicidio. La propia madre de Carla era propensa a tener temporadas en las que se encontraba muy animada y llena de iniciativas, junto con otras de tristeza, pesimismo y apatía.

Carla no pudo comenzar la Universidad ese año. Necesitaba tiempo para asimilar todas las experiencias vividas. Tenía un recuerdo muy confuso o nulo de muchas situaciones, mientras que otros momentos se habían grabado de forma tan intensa que casi podía revivirlos al acordarse de ellos. Muchas veces no podía creer todas las cosas que le habían pasado y las recordaba como en una especie de película. Tampoco era fácil asimilar la idea de que con toda probabilidad tenía una enfermedad mental que le iba a afectar durante toda su vida.

Durante el ingreso en el hospital de día, Carla asistió a un programa psicoeducativo. A lo largo de las sesiones, fue aprendiendo en qué consistía su enfermedad, a reconocer los síntomas de una y otra fase, la importancia del tratamiento farmacológico, los posibles efectos adversos y controles de salud a los que debía someterse, y el estilo de vida más conveniente para su problema. Sus padres también asistieron a algunas de las sesiones, dedicadas especialmente a ellos. Y la verdad es que lo necesitaban mucho, especialmente su madre, muy culpabilizada porque creía que le «había transmitido» la enfermedad a Carla.

Con buen criterio, en el hospital de día le recomendaron a Carla que no se pusiera como objetivo normalizar su vida cuanto antes, como si no hubiera pasado nada, sino que se tomase un tiempo para integrar todo lo que había pasado, su nueva situación y el estilo de vida que debía llevar a partir de ese momento. En adelante, Carla le llamaría al año que siguió a la aparición de su enfermedad como «mi año vacío». Pero, en realidad, estuvo lleno de cosas.

Carla había vivido siempre, desde que tenía memoria, con la certeza de que tenía que hacer las cosas en función de lo que los demás esperaban de ella: sus padres, sus profesores, sus amigos, sus hermanos. Ahora, en cambio, por primera vez, disponía de mucho tiempo para ella misma. La enfermedad la había obligado a abrir un paréntesis.

Una de las cosas más importantes que hizo durante este año fue comprometerse con una psicoterapia individual. En ella se fueron abordando diferentes temas que, aunque no estaban directamente relacionados con el trastorno bipolar, podían dificultar su manejo, y en cualquier caso eran «asignaturas pendientes» que tenía Carla; aspectos como la inseguridad, la autoestima baja, las dificultades para desenvolverse con autonomía, las rabietas ocasionales, su tendencia a guardarse las cosas, sus dificultades para decir que «no»...

También hizo yoga—algo que siempre había deseado, pero que no contaba con muchos apoyos en casa—, estudiar idiomas e iniciar un buen número de nuevas amistades. Reflexionó con más tranquilidad sobre lo que quería estudiar y a qué dedicarse. Su idea inicial era estudiar enfermería, pero ahora que había tenido un contacto más cercano y personal con el mundo sanitario y sabía además que el trabajo por turnos no era conveniente para ella, cambió de idea y optó por estudios más de acuerdo con sus inclinaciones y preferencias. El colofón del «año vacío» fue volver a realizar la estancia en el extranjero. A pesar de la oposición inicial de sus padres, Carla la planificó muy bien y les convenció de que era la mejor forma de cerrar un ciclo, como efectivamente así ocurrió.

Epílogo

Diez años más tarde, Carla lleva una vida bastante parecida a la normalidad. No ha vuelto a tener episodios de manía, pero sí una fase depresiva. Pudo concluir sus estudios con buenos resultados, incluido el obligado máster. Ha desempeñado dos trabajos interinos con responsabilidad y ha tenido una relación de pareja que duró tres años a la que pudo poner punto final cuando descubrió que no era lo que realmente quería. Ha seguido el tratamiento correctamente y colabora con una asociación de pacientes y familiares: se encarga especialmente de acoger a jóvenes que han tenido un primer episodio. El trastorno bipolar cambió su vida, pero, desde luego, no la dejó sin sentido.

OTROS TÍTULOS
DE INTERÉS

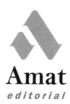

Amat
editorial

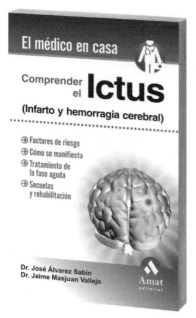

Comprender el Ictus

El ictus es una de las enfermedades del cerebro más frecuentes. Cada año 15 millones de personas de todo el mundo sufren un ictus. De ellas, 5 millones mueren y otros 5 millones sufren una discapacidad permanente, lo que convierte al ictus en la primera causa de discapacidad física y mental en todo el mundo. Todo ello tiene una repercusión muy importante para las familias y la sociedad.

Conocer y comprender los distintos tipos de ictus, cuales son los factores que pueden favorecer su aparición, cómo se manifiesta y cómo reaccionar es fundamental para poder prevenirlo y para evitar el daño o lesión cerebral.

Autores:
Dr. José Álvarez Sabín
Dr. Jaime Masjuan Vallejo

Formato: 13,5x21,5 cm
Páginas: 136

9 788497 357012

Visite nuestra WEB:

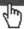

www.amateditorial.com

Comprender los trastornos de la menopausia

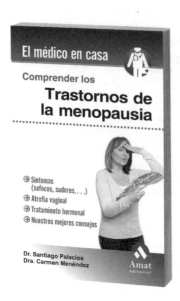

La menopausia marca el inicio de la etapa post-reproductiva de la mujer. Es un hecho biológico más a lo largo de su vida, no un estigma. No obstante, la aparición de síntomas relacionados con el consiguiente déficit de estrógenos (sofocaciones, sudoración nocturna, cambios de humor frecuentes, trastornos del sueño, etcétera) puede afectar a la calidad de vida de las mujeres que los sufren.

Autores:
Dr. Santiago Palacios
Dra. Carmen Menéndez

Formato: 13,5x21,5 cm
Páginas: 120

9 788497 356886

Comprender el cáncer de mama

El cáncer de mama uno de los problemas más importantes de salud pública de hoy en día, puesto que es el tumor maligno más frecuente en las mujeres y representa la segunda causa de muerte por cáncer tras el cáncer de pulmón. Durante 2011 se diagnosticaron en España unos 22.000 casos de cáncer de mama y alrededor de 6000 mujeres fallecieron como consecuencia de esta enfermedad.

Autores:
Dr. José Manuel Pérez García
Dra. Eva Muñoz Couselo
Dr. Javier Cortés Castán

Formato: 13,5x21,5 cm
Páginas: 120

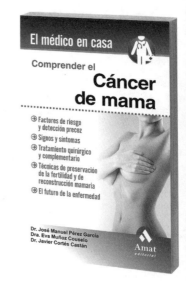

9 788497 356855

Visite nuestra WEB:

www.amateditorial.com

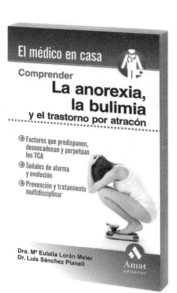

Comprender la anorexia, la bulimia y el trastorno por atracón

Los Trastornos de la Conducta Alimentaria (TCA) son un grupo de enfermedades que incorporan unas creencias particulares respecto a la comida y la imagen corporal. Se trata de un problema de salud general cada vez mayor que ya afecta a un 5 por ciento de las adolescentes y jóvenes españolas y que está influido en gran parte por el modelo estético de la delgadez que prima en una parte importante de nuestra sociedad.

Autores:
Dra. Mª Eulalia Lorán Meler
Dr. Luis Sánchez Planell

Formato: 13,5x21,5 cm
Páginas: 120

Comprender la enfermedad de Alzheimer

Guía completa para navegar en la complejidad que supone afrontar una enfermedad de Alzheimer.

La enfermedad de Alzheimer es uno de los grandes retos de la humanidad para el siglo XXI. Sólo en España hay unos 500.000 enfermos diagnosticados, cifra que se estima que llegue a 1.200.000 en 2025. La enfermedad de Alzheimer no tiene cura en el momento actual, pero sítratamiento. La calidad de vida, tanto de la persona afectada como del cuidador, pueden variar de forma sustancial entre un caso bien atendido y otro que no lo está.

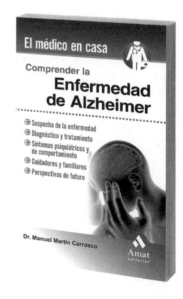

Autor:
Dr. Manuel Martín Carrasco

Formato: 13,5x21,5 cm
Páginas: 160

Visite nuestra WEB:

www.amateditorial.com

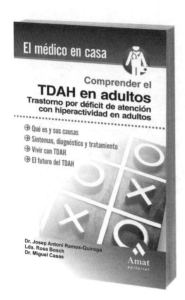

Comprender el TDAH en adultos

El trastorno por déficit de atención con hiperactividad (TDAH) es un trastorno psiquiátrico de inicio en la infancia, que, por una parte, se manifiesta con dificultades en el mantenimiento de la atención y, por otra, con síntomas de hiperactividad e impulsividad. En más del 50% de los casos el trastorno persistirá en la edad adulta.

Autores:
Dr. Josep Antoni Ramos-Quiroga
Lda. Rosa Bosch
Dr. Miguel Casas

Formato: 13,5x21,5 cm
Páginas: 160

Comprender el transtorno de ansiedad: crisis de angustia y agorafobia

Las crisis de angustia son ataques de ansiedad repentinos y muy intensos que generan un fuerte malestar, acompañados en la mayoría de casos por la creencia de estar a punto de morir o de perder el juicio. Los estudios realizados hasta la fecha muestran que hasta un 30% de la población ha sufrido por lo menos una vez en la vida una experiencia de este tipo y que en un 3% se convierte en un problema crónico que conlleva un gran sufrimiento e incapacidad para llevar a cabo actividades cotidianas.

Autor:
Dr. Xavier Caseras
Formato: 13,5x21,5 cm
Páginas: 168

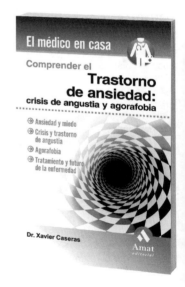

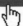

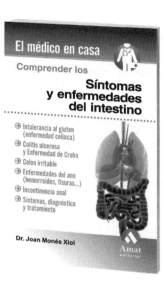

Comprender los síntomas y enfermedades del intestino

El conjunto de enfermedades del intestino abordadas en este libro afectan a más del 25% de la población. A pesar de que algunas no tienen una gravedad intrínseca, como el colon irritable y la incontinencia anal, lo cierto es que pueden limitar de forma importante la calidad de vida. Otras son más graves, como el cáncer de colon, uno de los tumores más frecuentes.

Tanto en uno como en otro caso este libro le proporciona toda la información necesaria para prevenir o llegar a un diagnóstico precoz que es esencial para un tratamiento adecuado y un mejor pronóstico.

Autor:
Dr. Joan Monés Xiol

Formato: 13,5x21,5 cm
Páginas: 168

Comprender el cáncer de colon y recto

El cáncer de colon y de recto son la segunda causa de muerte por cáncer tras el cáncer de pulmón. No obstante, el diagnóstico precoz del cáncer de colon está asociado a supervivencias superiores al 90%. Este libro fomenta la detección de las enfermedades en las fases iniciales y aportar la información necesaria para tomar las decisiones más adecuadas en cada momento.

Autores:
Dra. Teresa Macarulla
Dra. Elena Élez
Dr. Jaume Capdevila
Dr. Josep Tabernero

Formato: 13,5x21,5 cm
Páginas: 110

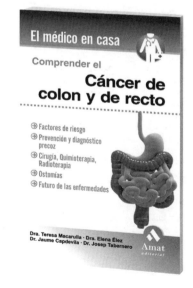

Visite nuestra WEB:

www.amateditorial.com

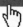